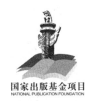

国家出版基金项目
NATIONAL PUBLICATION FOUNDATION

"十三五" 国家重点图书出版规划项目

U0322421

《医学·教育康复系列》丛书

组织单位

华东师范大学中国言语听觉康复科学与 ICF 应用研究院

华东师范大学康复科学系听力与言语康复学专业

华东师范大学康复科学系教育康复学专业

中国教育技术协会教育康复专业委员会

中国残疾人康复协会语言障碍康复专业委员会

中国优生优育协会儿童脑潜能开发专业委员会

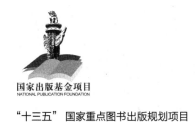

国家出版基金项目
NATIONAL PUBLICATION FOUNDATION

"十三五"国家重点图书出版规划项目

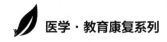

医学·教育康复系列

黄昭鸣　总主编
杜晓新　孙喜斌　刘巧云　副总主编

儿童语言治疗实验实训

李孝洁　杨闪闪　庚晓萌　著

Experiments and Practices in
Language Therapy for Children

南京师范大学出版社
NANJING NORMAL UNIVERSITY PRESS

图书在版编目（CIP）数据

儿童语言治疗实验实训 / 李孝洁，杨闪闪，庾晓萌
著 .—南京：南京师范大学出版社，2021.3
（医学·教育康复系列 / 黄昭鸣总主编）
ISBN 978-7-5651-4802-6

Ⅰ . ①儿… Ⅱ . ①李… ②杨… ③庾… Ⅲ . ①儿童语
言 - 语言障碍 - 治疗学 Ⅳ . ① R767.92

中国版本图书馆 CIP 数据核字（2021）第 040579 号

丛 书 名	医学·教育康复系列
总 主 编	黄昭鸣
副总主编	杜晓新　孙喜斌　刘巧云
书 名	儿童语言治疗实验实训
作 者	李孝洁　杨闪闪　庾晓萌
策划编辑	徐　蕾　彭　茜
责任编辑	阙先婕
出版发行	南京师范大学出版社
地 址	江苏省南京市玄武区后宰门西村 9 号（邮编：210016）
电 话	（025）83598919（总编办）　83598412（营销部）　83373872（邮购部）
网 址	http://press.njnu.edu.cn
电子信箱	nspzbb@njnu.edu.cn
照 排	南京凯建文化发展有限公司
印 刷	南京爱德印刷有限公司
开 本	787 毫米 ×1092 毫米　1/16
印 张	9.5
字 数	157 千
版 次	2021 年 3 月第 1 版　2021 年 3 月第 1 次印刷
书 号	ISBN 978-7-5651-4802-6
定 价	40.00 元

出 版 人　张志刚

回顾我国言语听觉康复、教育康复行业从萌芽到发展的22年历程，作为一名亲历者，此时此刻，我不禁浮想联翩，感慨万千。曾记得，1996年11月，我应邀在美国出席美国言语语言听力协会（ASHA）会议并做主题报告，会后一位新华社驻外记者向我提问："黄博士，您在美国发明了Dr. Speech言语测量和治疗技术，确实帮助欧洲、巴西、中国香港及一些发展中国家和地区推进了'言语听觉康复'事业的发展，您是否能谈谈我们祖国——中国内地该专业的发展情况？"面对国内媒体人士的热切目光，我竟一时语塞。因为我很清楚，当时，言语听觉康复专业在内地尚处一片空白。没有专家，不代表没有患者；没有专业，不代表没有需要。在此后的数天内，该记者的提问一直在耳畔回响，令我辗转反侧，夜不能寐。

经反复思量，我做出了决定：立即回国，用我所学所长，担当起一个华人学子应有的责任。"明知山有虎，偏向虎山行"，哪管他前路漫漫、困难重重。我满怀一腔热忱，坚定报国的决心——穷毕生之力，为祖国言语听觉康复的学科建设，为障碍人群的言语康复、听觉康复、教育康复事业尽自己的一份绵薄之力。

如今，我回国效力已22载，近来，我时常突发奇想：如果能再遇到当年的那位记者，我一定会自豪地告诉他，中国内地的言语听觉康复、教育康复事业已今非昔比，正如雨后春笋般繁茂、茁壮地成长……

20多年的创业，历尽坎坷，饱尝艰辛。但我和我的团队始终怀着"科学有险阻，苦战能过关"的信念，携手奋进，在学科建设、人才培养、科学研究与社会服务、文化传承与创新等方面取得了众多骄人的成绩。2004年，华东师范大学在一级学科教育学下创建了"言语听觉科学专业"。2009年，成立了中国内地第一个言语听觉康复科学系，同年，建立了第一个言语听觉科学教育部重点实验室。2012年9月，教育部、中央编办等五部委联合下发《关于加强特殊教育教师队伍建设的意见》（教师〔2012〕12号），文件提出："加强特殊教育专业建设，拓宽专业领域，扩大培养规模，满足特殊教育事业发展需要。改革培养模式，积极支持高等师范院校与医学院校合作，促进学科交叉，培养具有复合型知识技能的特殊教育教师、康复类专业技术人才。"经教育部批准，2013年华东师范大学在全国率先成立"教育康复学专业"（教育学类，专业代码040110TK）。

2020年华东师范大学增设"听力与言语康复学专业"（医学类，专业代码101008T），这是华东师范大学开设的首个医学门类本科专业。听力与言语康复学专业旨在通过整合华东师范大学言语听觉科学、教育康复学、认知心理学、生命科学等学科领域的优质师资力量，建设高品质言语语言与听觉康复专业，培养适应我国当代言语语言听觉康复事业发展需要的，能为相关人群提供专业预防、评估、诊断、治疗与康复咨询服务的复合型应用人才，服务"健康中国"战略。

一门新学科的建立与发展，必然面临许多新挑战，这些挑战在理论和临床上都需要我们一起面对和攻克。据2011年全国人口普查数据显示，我国需要进行言语语言康复的人群高达3000多万。听力与言语康复专业立足言语听力障碍人群的实际需求，秉持"医工结合、智慧康复"的原则，紧跟国际健康理念的发展，以世界卫生组织提出的《国际疾病分类》（ICD）和《国际功能、残疾和健康分类》（ICF）理念为基础，构建听力与言语康复评估和治疗标准，为医院康复医学科及临床各科，诸如神经内科、耳鼻咽喉头颈外科、儿科、口腔科等伴随言语语言听力障碍的人群提供规范化的康复治疗服务。最令我感到自豪的是：2013年，我们研究团队申报的"言语听觉障碍儿童康复技术及其示范应用"科研成果，荣获上海市科学技术奖二等奖。

教育康复学专业是我国高等教育改革的产物，它不仅符合当前"健康中国"的发展思路，符合特殊教育实施"医教结合、综合康复"的改革思路，而且符合新形势下康复医学、特殊教育对人才培养的需求。专业的设置有助于发展医疗机构（特别是妇幼保健系统）的康复教育模式，更有助于发展教育机构（特别是学前融合教育机构）的康复治疗模式。2015年，我们研究团队申报的"基于残障儿童综合康复理论的康复云平台的开发与示范应用"科研成果，再次荣获上海市科学技术奖二等奖。

在新学科建设之初，我们就得到各级政府与广大同仁的大力支持。2013年，教育部中国教师发展基金会筹资680万元，资助听力与言语康复学和教育康复学专业建设。本丛书既是听力与言语康复学和教育康复学专业建设的标志性成果，也是华东师范大学、上海中医药大学等研究团队在20多年探索实践与循证研究基础上形成的原创性成果，该成果集学术性、规范性、实践性为一体。丛书编委会与南京师范大学出版社几经磋商，最终确定以"医学·教育康复"这一跨学科的新视野编撰本套丛书。作为"十三五"国家重点图书出版规划项目，本套丛书注重学术创新，体现了较高的学术水平，弥补了"医学·教育康复"领域研究和教学的不足。我相信，丛书的出版对于构建中国特色的"医学·教育康复"学科体系、学术体系、话语体系等具有重要价值。

全套丛书分为三大系列，共 22 分册。其中："理论基础系列"包括《教育康复学概论》《嗓音治疗学》《儿童构音治疗学》《运动性言语障碍评估与治疗》《儿童语言康复学》《儿童认知功能评估与康复训练》《情绪与行为障碍的干预》《儿童康复听力学》《儿童运动康复学》9 分册。该系列以对象群体的生理、病理及心理发展特点为理论基础，分别阐述其在言语、语言、认知、听觉、情绪、运动等功能领域的一般发展规律，系统介绍评估原理、内容、方法和实用的训练策略。

"标准、实验实训系列"为实践应用部分，包括《ICF 言语功能评估标准》《综合康复实验》《嗓音治疗实验实训》《儿童构音治疗实验实训》《运动性言语障碍治疗实验实训》《失语症治疗实验实训》《儿童语言治疗实验实训》《普通话儿童语言能力临床分级评估指导》《认知治疗实验实训》《情绪行为干预实验实训》10 分册。该系列从宏观上梳理残障群体教育康复中各环节的标准和实验实训问题，为教育工作者和学生的教学、实践提供详细方案，以期为"医学·教育康复"事业的发展拓清道路。该系列经世界卫生组织国际分类家族（WHO-FIC）中国合作中心下的中国言语听觉康复科学与 ICF 应用研究院授权，基于 ICF 框架，不仅在理念上而且在实践上都具有创新性。该系列实验实训内容是中国言语康复对标国际，携手全球同行共同发展的标志。

"儿童综合康复系列"为拓展部分，包括《智障儿童教育康复的原理与方法》《听障儿童教育康复的原理与方法》《孤独症儿童教育康复的原理与方法》3 分册。该系列选取最普遍、最典型、最具有教育康复潜力的三类残障儿童，根据其各自的特点，整合多项功能评估结果，运用多种策略和方法，对儿童实施协调、系统的干预，以帮助残障儿童实现综合康复的目标。各册以"医教结合、综合康复"理念为指导，注重原理与方法的创新，系统介绍各类残障儿童的特点，以综合的、融合的理念有机处理各功能板块之间的关系，最终系统制订个别化干预计划，并提供相关服务。

在丛书的编写过程中，我们始终秉承"言之有据、操之有物、行之有效"的学科理念，注重理论与实践相结合、康复与教育相结合、典型性与多样性相结合，注重学科分领域的互补性、交叉性、多元性与协同性，力求使丛书具备科学性、规范性、创新性、实操性。

本套丛书不仅可以作为"医学类"听力与言语康复学、康复治疗学等专业的教材，同时也可以作为"教育学类"教育康复学、特殊教育学等专业的教材；既可供听力与言语康复学、康复治疗学、教育康复学、特殊教育学、言语听觉康复技术等专业在读的专科生、本科生、研究生学习使用，也可作为医疗机构和康复机构的康复治疗师、康复医师、康复教师和护士的临床工作指南。本套丛书还可作为言语康复技能认证的参考书，包括构音 ICF-PCT 疗法认证、言语嗓音 ICF-RFT 疗法认证、孤独症儿童 ICF-ESL 疗法认证、失语症 ICF-SLI 疗法认证等。

　　全体医疗康复和教育康复的同仁，让我们谨记："空谈无益，实干兴教。"希望大家携起手来，脚踏实地，求真务实，为中国康复医学、特殊教育的美好明天贡献力量！

博士（美国华盛顿大学）

华东师范大学中国言语听觉康复科学与 ICF 应用研究院院长

华东师范大学听力与言语康复学专业教授、博导

华东师范大学教育康复学专业教授、博导

2020 年 7 月 28 日

前 言

　　教育康复学的发展涉及多类社会机构和多个社会行业，不仅要求学校培养专业的教育康复人才，而且需要医疗、特殊教育、民政、残联等体系对教育康复专业的接受与认同，更需要广大非专业人士的理解与认同。随着学科的发展以及专业队伍的不断壮大，对一套具有学科权威性及行业标准性的丛书的呼声越来越大，由此，《医学·教育康复系列》丛书应运而生。这不仅是一套供教育康复专业学生使用的专著和教材，也致力于成为教育康复行业内的标准与指导。

　　《儿童语言治疗实验实训》属于《医学·教育康复系列》丛书，编写目标是培养教育康复学学生在儿童语言治疗方面的临床实践能力，本书从 ICF（《国际功能、残疾和健康分类》）框架下的语言功能评估和治疗的角度出发，系统性地介绍了早期语言评估与干预的相关知识，帮助学生或其他使用者将语言治疗的理论知识转化为实践技能，为其进入医院、学校、民政、残联等教育康复机构，开展儿童语言治疗的临床工作奠定良好的基础。

　　本书共分为五个章节：第一章为绪论部分，主要阐述儿童语言治疗实验实训的目的及内容，并对儿童语言治疗的规范化流程、儿童语言治疗中可借助的有效工具和设备进行简单介绍；第二章主要讲述 ICF 框架下的儿童语言功能评估及治疗计划制订，首先对精准评估儿童语言功能的方法和流程进行详细讲解，然后介绍 ICF 框架下语言功能评估限定值的转换和语言治疗计划的制订；第三章从三个层面出发，对 ICF 框架下的儿童语言治疗及效果监控进行阐述，首先具体讲解儿童语言治疗的实施和实时监控的开展，其次讲述短期目标监控的开展及其临床意义，最后介绍儿童语言疗效评价的进行；第四章对个别化康复案例进行分析，阐述了常见障碍儿童语言功能评估、治疗和监控的具体过程；第五章对儿童语言治疗集体康复案例进行分析，分享了集体教学情境下语言治疗的相关内容。

　　本书从框架的确定到内容的撰写都经过反复考量，配备了丰富的图、表以及对康复案例的分析，深入浅出的内容有助于学生从理论学习阶段顺利过渡到临床实践阶段。而数字资源的使用更是为读者提供了丰富的学习机会，极大地扩展了纸质图书的内容，使知识形式更加多元化，这既符合教育康复学作为一门新兴学科的身份，也为本书的使用者搭建了一个平台，以便其搜寻最新资讯，探索前沿科技。

　　本书适用于教育康复学、听力与言语康复学、康复治疗学、特殊教育学等专业的教学，也可供康复医师、康复治疗师、特殊学校教师，以及临床医师（康复科、儿科、儿保科、耳鼻咽喉科等）、护士等阅读参考。

　　本书即将付梓之际，我们不仅感谢《医学·教育康复系列》丛书总主编黄昭鸣教授和南京师范大学出版社有关领导、同志的支持与厚爱，还感谢《儿童语言治疗实验实训》的各位编写人员辛勤的努力。另外，感谢美国泰亿格公司（Tiger DRS, lnc.）对本项目的技术支持，包括数字资源制作，本书中使用的实验设备主要来自于上海慧敏医疗器械有限公司，在此表示特别感谢。感谢上海小小虎康复中心对 ICF 儿童语言功能参考标准制定和临床实践的指导。由于作者水平有限，本书的不当之处，还望有关专家同仁多提宝贵意见！

李孝洁

2020 年 4 月

目 录

第一章

绪论

儿童语言治疗是教育康复的重要组成部分。言语治疗师在语言治疗过程中，应有计划地、按步骤实施多种干预手段，以促进儿童语言沟通能力的发展。本书将配合实训课程，促进学习者将专业知识转化为临床技能。在开展语言功能的评估和训练之前，本章对儿童语言治疗实验实训的整体概况进行了介绍，主要内容包括：儿童语言治疗实验实训的目标及内容、儿童语言治疗的规范化流程，以及儿童语言治疗的常用工具。

儿童语言治疗实验实训的目标及内容

  语言是一种作为社会交际工具的符号系统，该符号系统包含语音、语义、语法、语用等层面，形式包括口语、书面语、手语等。[①] 以上任何要素及要素组合规则出现问题，即可能导致语言障碍。广义上讲，美国言语语言病理与听力学协会（American Speech-Language-Hearing Association，ASHA）将语言障碍定义为在理解或使用口语、书面语或其他语言符号时有损伤。[②] 这些损伤使儿童语言能力较其生理年龄出现显著落后，并可对其生活造成影响。言语治疗师在语言治疗实施过程中，需要有计划、有步骤、综合地实施多种适宜的干预手段，形成合力，以促进障碍儿童语言能力的全面协调发展。[③] 语言康复治疗是教育康复综合干预体系中的重要组成部分。[④] 综合康复强调对残障儿童，尤其是对多重障碍与多重残疾儿童使用多种康复手段和方法进行干预，促进其全面协调发展。

  教育康复学是一门理论与实践并重的学科，实践教学是其人才培养中的重要组成部分，是学生获得临床职业能力的关键环节。因此，在教育康复专业人才培养目标中，实践技能的培养尤为重要。实践是整合所学知识的重要过程，是将理论知识转化为专业能力的重要环节。实践教学环节是提高学生职业素质和技能的必要途径，实验实训是实现教育康复专业人才实践教学的重要手段和形式。临床实践教学可帮助学生逐渐从理论过渡到临床实践，提高学生的临床实践能力，培养其分析和解决问题的能力。

  目前，许多国家都十分注重言语语言康复人才的培养。美国前 100 名

---

① 葛本仪 . 语言学概论 [M]. 济南：山东大学出版社，1999：32–33.

② 林馨 . 语言病理学 [M] . 杭州：浙江工商大学出版社，2010：45–46.

③ 杜晓新，黄昭鸣 . 教育康复学导论 [M] . 北京：北京大学出版社，2018：33–34.

④ 黄昭鸣，杜晓新，孙喜斌，等 . "多重障碍，多重干预"综合康复体系 [J] . 中国听力语言康复科学杂志，2008（1）：67–69.

高等院校均设有言语听觉科学系或相关专业。[1]美国人口总数约2.5亿，现约有11万名言语听觉专业人员，其中言语—语言治疗师约7万余人，占总数的64%。在美国，几乎所有大学都有言语语言病理学专业，51.4%设在教育学院，41.7%设在医学院校；几乎所有医院提供言语治疗服务，以满足言语、语言障碍人群的康复需求。然而在中国，高校开设相关专业和医院提供言语语言治疗服务都处于起步阶段，还未解决言语疾病"有病无处医"的困境。国际研究表明，语言障碍影响了大约3%～7%的儿童，[2][3]即1亿名儿童中约有500万儿童需要得到专业帮助。但由于我国言语语言治疗人才培养的缺失，这些儿童无法得到充分的支持。与发达国家相比，我国言语康复事业的发展相对落后。

图　片

美国言语语言治
疗师就业情况
（2018年1月1日
至12月31日）

Primary Employment Facility (n = 155,276)		
Educational Facility	**51.7%**	
School	**48.4%**	
Special School		1.9%
Preschool		6.5%
Elementary School		20.8%
Secondary School		3.5%
Several School		13.4%
Schools, Unspecified		2.1%
College/University		3.3%
Health Care Facility(HCF)	**41.7%**	
Hospital Facility		13.5%
Residential HCF	**9.3%**	
Skilled Nursing Facility		7.8%
Other Residential Facility		1.4%
Nonresidential HCF	**18.9%**	
Home Health		5.1%
Private Physician's Office		1.4%
SLP's or AUD's Office		3.0%
Speech & Hearing Center		1.7%
Other Nonresidential Facility		7.7%
All Other Facilities		6.6%

图1-1-1　美国言语语言治疗师就业情况（2018年1月1日至12月31日）

---

① 刘巧云，赵航，卢海丹，等．从《世界残疾报告》看国际特殊教育的现状与展望[J]．中国康复理论与实践，2013（10）：912-915.

② Norbury C F, Gooch D, Wray C, Baird G, et al. The impact of nonverbal ability on prevalence and clinical presentation of language disorder：evidence from a population study.[J]．Journal of Child Psychology and Psychiatry, and Alied Disciplines, 2016（11）:1247-1257.

③ Weindrich D, Jennen-Steinmetz C, Laucht M, et al. Epidemiology and prognosis of specific disorders of language and scholastic skills.[J]．European Child & Adolescent Psychiatry, 2000（3）:186-194.

美国言语－语言－听力协会官网数据显示，[①] 2017 年底至 2018 年底，协会注册会员从 166 334 人增加到 172 805 人；如图 1-1-1 所示，美国 51.4% 的言语语言治疗师在教育机构提供言语治疗服务，39.3% 的言语语言治疗师在医疗机构提供言语治疗服务。可见，美国已经建立了教育与医疗康复相结合的言语语言治疗服务体系，为我国言语语言治疗体系建立以及人才培养提供了参考方案。

一、儿童语言治疗实验实训的目标

儿童语言治疗实验实训旨在完善教育康复专业实践教学体系，使该专业的理论教学与教育实践紧密联系，系统、全面地培养合格的教育康复专业人才。临床实践中，诸多障碍类型的儿童均可能表现出语言发展迟缓与语言能力损伤，如听力障碍儿童、智力障碍儿童、脑瘫儿童、孤独症儿童等。按照其临床表现分类，语言障碍可分为口语理解障碍（接受性语言障碍）、口语表达障碍（表达性语言障碍）、阅读障碍、书写障碍等。[②] 由于不同病因造成的语言障碍的表现和康复重难点不同，因此，在语言治疗中，评估个体语言能力损伤程度、制订具有针对性的康复训练计划与方案、针对个体的情况开展个别化训练或集体康复、监控康复成效，均是一名合格的治疗师应具备的专业技能。

语言治疗专业人才应具备扎实的理论知识、良好的人文素质和过硬的技术操作能力，能满足日常语言治疗技术工作的要求，又具备进一步发展的潜力。因此，儿童语言治疗实训不仅要求学生熟练掌握临床技能，更重要的是培养学生的临床思维。儿童语言治疗实训的总体目标如下。

（1）培养学生的职业道德素养、良好的学习动机和积极的学习态度，

---

① American Speech-Language-Hearing Association（ASHA）. Highlights and Trends: Member and Affiliate Counts, Year-End 2018. https://www.asha.org/Siteassets/uploadedfiles/2018-Member-Counts. pdf.

② 李胜利. 言语治疗学 [M]. 北京：华夏出版社，2004：78-79.

使其能够耐心细致地开展康复服务，并培养学生分析问题、解决问题的能力，使其具有较强的逻辑推理技巧和批判性思维，从而整体推进专业训练。

（2）夯实学生的专业技能，逐步培养学生针对特殊儿童或其他语言障碍人群独立开展个别化语言治疗训练及集体语言康复教学的能力，为未来工作中实现医教结合的康复模式奠定扎实的技能基础。实训教学使学生在实践中熟悉康复流程，恰当地运用语言治疗理论及操作技术，独立完成对不同障碍类型儿童的语言功能评估，制订合理的治疗方案，并实施有效的治疗。

（3）增强学生灵活应用专业知识的能力，使学生在未来的康复工作中能针对不同个案，运用学过的专业知识分析具体障碍表现，并对其进行恰当的解释和说明；使学生具备发现问题、查证疑问和最大限度自我学习的主动性，能及时、有效地组织工作。

二、儿童语言治疗实验实训的内容

（一）实训课程框架及其主要内容

儿童语言治疗实验实训的主要内容包括儿童语言功能评估及治疗计划制订、不同语言阶段的儿童语言治疗实施及效果监控、儿童语言治疗效果评价等技能。课程设置力求实现实训项目系列化、规范化，涵盖语言康复治疗实践教学中的主要技能，重在突出教学的实践性、开放性和职业性，让学生在反复实践中提高综合能力，养成良好的职业素养。课程内容体现了对康复治疗技术岗位职业素质和职业能力的培养，课程主要内容板块如图 1-1-2 所示。

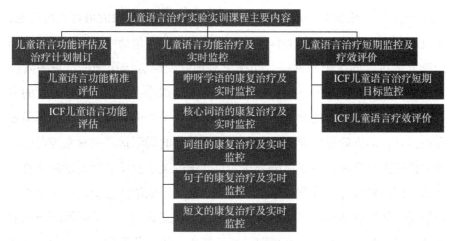

图 1-1-2　儿童语言治疗实验实训课程主要内容

1. 儿童语言功能评估及治疗计划制订

对特殊儿童开展语言功能评估，既包括通过问诊与观察对儿童的语言功能做出主观评价，也包括通过标准化评估材料对儿童的语言功能做出精准评估与 ICF 儿童语言功能评估。具体内容可参照本书第二章。评估可使治疗师全面地掌握儿童语言功能状况，了解儿童语言障碍的类型与程度，并分析判断其语言发展的优势与劣势，找到语言训练的切入点，为后续语言康复训练提供依据。

儿童语言治疗计划的制订，是开展康复治疗的基础。制订语言治疗计划时，应全面综合地分析儿童语言功能精准评估结果，锁定儿童当前的语言发育阶段，并在治疗计划中选择合适的治疗方法。除此之外，对康复目标的设定也是治疗计划中很重要的一部分，依据 ICF 儿童语言功能评估结果，我们可以客观地了解到儿童当前的语言功能损伤程度，并合理地设置康复目标，通过目标管理确保儿童语言治疗按计划、有成效地开展。

2. 儿童语言功能治疗实施及实时监控

儿童语言治疗的实施，主要通过个别化训练及集体康复两种形式实现。在儿童语言能力的发展中，儿童按照无意识交流阶段、有意识交流阶段、词语阶段、词组阶段、句法习得阶段，循序渐进地获得语言能力以及沟通技能。[1][2] 依据儿童语言发展的过程顺序及每一阶段的语言关键技能，儿童语言治疗应按照个案的具体情况分阶段开展，包括咿呀学语训练、词语康复训练、词组康复训练、句子康复训练及综合应用训练。每一阶段中，训练的侧重点有所不同。咿呀学语阶段的训练重点在于提升儿童的主动沟通意识，激发沟通动机，丰富沟通形式，增加沟通概率，促进其萌发有声语言。词语阶段的训练重点在于提升儿童的词汇量，加深儿童对已习得词语的语义理解，提高口语表达和对词语的灵活运用，为后续训练奠定基础。词组阶段的训练重点在于帮助儿童初步形成语法意识，进一步扩大词汇量，能够有结构、有规则地进行词语组合式表达。句子阶段的训练重点在于进一步提升儿童语言理解与表达能力，培养儿童的语法意识，让儿童在生活情境中连词成句，形成完整的语言表达，提升社会交往技能。综合应用阶段的训练重点在于提升儿童的会话和叙事技能，促进儿童语言综合运用能力的发展。儿童语言功能治疗具体内容可参照本书第三章。

儿童语言治疗实施过程中的实时监控，可帮助治疗师及时了解到每一次康复训练后个案的进步情况，即时检验每一次康复治疗的成效，帮助治疗师及时调整康复方案。受语言障碍本身和其他障碍（如认知、情绪、社交、运动功能）的影响，语言障碍儿童在康复治疗中的进步较为缓慢，但其语言能力的发展与进步离不开每一次有效训练的监控。

3. 儿童语言治疗短期监控及疗效评价

在语言治疗中，一个康复阶段完成后，应及时开展对康复目标的短期评价和对阶段性康复训练的成效评价，并检验康复治疗的短期和中长期目标达成情况。具体内容见本书第三章。

---

① 李宇明. 儿童语言的发展 [M] . 武汉：华中师范大学出版社，1995：15-16.
② 黄昭鸣，李孝洁，张伟锋，等. 特殊需要儿童语言干预的理论与实践 [J] . 中国听力语言康复科学杂志，2008（5）：64-69.

（二）儿童语言治疗实验实训的原则

1. 实践性

儿童语言治疗实验实训以"医教结合、综合康复"为指导思想，[①] 以培养学生职业能力为主线，以技能训练为主要目标，重在促进学生将理论知识转化为实践能力。实训课程按照语言治疗临床实践中的工作流程设置，内容涵盖了临床工作中的以下主要技能要点：问诊与个案信息搜集、语言能力评估、训练方案制订、训练方案实施与训练效果监控、训练疗效评价，具有突出的实操性。此外，本实训教材中还包含了特殊教育学校、康复机构、医院康复科的典型个案，通过对各类个案的集中学习，学生可以快速掌握临床工作中可能面临的情况，切实提高实践技能。

2. 科学性

儿童语言治疗实验实训以精准评估、有效训练为主旨，旨在让学生掌握科学系统的干预方法。

本教材以儿童语言发展规律及障碍儿童临床表现为依据，循序渐进地安排课程内容，内容涵盖前语言沟通能力训练（咿呀学语训练）、词语训练、词组训练、句子训练和综合应用训练等几个板块，同时还创新性地引入了 ICF 理念与框架，对如何在临床实践中针对患者的言语语言障碍选择恰当的 ICF 核心分类组合，以及如何按照 ICF 推荐的康复流程进行功能评估、制订计划、康复治疗以及疗效评价进行了介绍。ICF 是世界卫生组织应用于健康和康复领域的分类系统，其最终目的是要建立统一的、标准化的术语系统，以便对健康和康复状况的结果进行分类提供参考性的理论框架。在 ICF 框架下的语言治疗技能实训，科学性和系统性兼备，可让学生习得个别化语言治疗及集体化语言康复训练的规范化思路，确保康复训练的开展具备科学性。[②]

---

① 张伟锋，杜晓新.特殊教育与医学的关联性考察及启示：基于西方历史进程 [J].外国中小学教育，2017（10）：26–32.

② 庾晓萌，邱卓英，李孝洁，等.基于世界卫生组织国际分类家族构建儿童交流障碍诊断与干预理论架构与方法 [J].中国康复理论与实践，2020（1）：21–27.

3. 前沿性

互联网技术和电子信息技术的快速发展为康复手段的提升带来了新的机遇，本实训教程纳入了语言康复领域的新技术、新手段，在语言康复实训教学中加强新技术的应用教学。语言康复需要大量的重复练习，现代化康复设备及互联网运用（如康复云平台）可以全面整合言语语言治疗训练素材，一方面可缩短治疗师的准备时间，另一方面能丰富康复训练形式，充分调动患者主动参与的积极性，从而提升语言康复的效率。

（三）儿童语言治疗实验实训的要求

要求完成 96 小时实验实训任务，其中语言评估见习 8 小时，实习 40 小时；语言治疗见习 8 小时，实习 40 小时，具体内容见表 1-1-1。

表 1-1-1　儿童语言治疗实验实训的要求时间分配表

领域	见习时数/小时	实习时数/小时	见习要求	实习要求
语言评估	8	40	1. 观看线上语言评估标准化录像 1 套共 2 小时，根据视频进行评估打分； 2. 观看线上多种障碍类型病患语言评估片段，4 种不同障碍类型患者，每种类型测 5 个题目，共 2 小时； 3. 线下观摩 2 名真实患者语言评估案例共 2 小时； 4. 模拟练习 2 小时（拍录像）	对 8 名个案进行语言能力评估，并撰写评估报告（至少 3 种类型，语言评估规范得分不低于 80 分）
语言治疗	8	40	1. 观看集体课教学录像 3 小时； 2. 观看个训课教学录像 3 小时； 3. 模拟练习 2 小时（拍录像）	1. 进行 6 次语言集体课干预； 2. 进行 20 次语言个训课干预（至少 3 种类型患者）； 3. 进行 2 次语言评估治疗汇报

儿童语言治疗规范化流程

根据 ICF 推荐的康复流程，[①] 康复治疗是一个完整的过程，包含以下 4 个步骤，如图 1-2-1 所示。

ICF 功能评估：主要包括精准评估、ICF 儿童语言功能评估，目的是精准评估患者的语言状况并基于 ICF 划分语言损伤等级。

制订治疗计划：基于 ICF 的语言功能评估，由治疗师或特教老师组织相关人员讨论，根据患者或学生的语言情况及其当前主要需求制订具有针对性的治疗计划。

康复训练与监控：由治疗师或特教老师根据制订的治疗计划进行精准康复，并监控目标完成情况及实时康复效果。

疗效评价：经过阶段性的康复训练（1 个月或 3 个月）之后，由治疗师或特教老师为患者或学生进行阶段性评估，以明确康复目标是否达到，从而对前期训练效果进行评价，并及时调整康复计划。

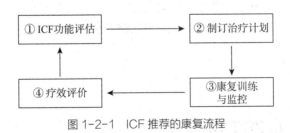

图 1-2-1　ICF 推荐的康复流程

根据 ICF 推荐的康复流程，儿童语言治疗规范化流程包括儿童语言功

---

① Rauch A, Cieza A, Stucki G. How to apply the International Classification of Functioning, Disability and Health（ICF）for rehabilitation management in clinical practice.[J] . European journal of physical and rehabilitation medicine, 2008（3）: 329-342.

能评估、儿童语言治疗计划制订、儿童语言治疗实施、儿童语言疗效评价等 4 个步骤，如图 1-2-2 所示。4 个步骤之间是紧密结合的，在不断的循环过程中实现语言功能的改善与提高。

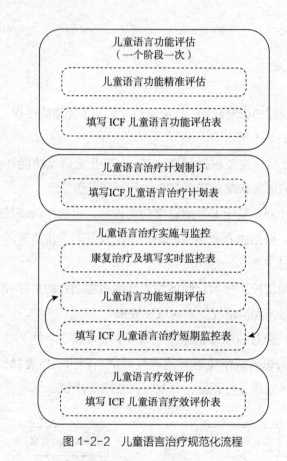

图 1-2-2　儿童语言治疗规范化流程

一、儿童语言功能评估

（一）信息收集

在正式进行儿童语言功能评估之前，治疗师需要进行患者基本信息的收集，包括年龄、性别、相关病史、语言和其他障碍临床表现以及治疗、教育状况等。

（二）快速筛查

"儿童语言能力综合筛查表"可以快速筛选语言障碍儿童，帮助医生、治疗师或教师问诊，辅助决定是否对其进行进一步精准评估以及选择何种评估工具，见表1-2-1。语言能力可分为逐级提升的9个级别，每一级别均在上一级别基础上有明显的提升。在进行语言综合筛查时，治疗师需要根据实际情况选择最接近康复对象语言现状的级别，如果介于两个级别之间，应选择低级别的选项，以保证反映康复对象的真实语言能力。

表1-2-1 儿童语言能力综合筛查表

级别	描述
1级	无沟通意识，除哭外不能理解和表达任何有意义的符号
2级	能理解少量词语，有眼神或手势的交流但基本不能说出词语
3级	能使用眼神或手势表达自己的要求，能说出的词语约5~10个
4级	能使用眼神或手势表达要求，能说出的词语约20~50个
5级	能表达100~300个词语，出现"妈妈抱抱""爸爸（买）糖""小狗跳"等词组
6级	能使用完整句表达简单的要求，可回答与自己姓名、年龄等相关的问题
7级	能经常使用形容词、数词等修饰词进行完整句表达，句子长度约6~10个字
8级	能使用具有逻辑关系的句子讲述2~3个环节的事件
9级	能连贯讲述3个环节以上的事件，且能主动与人交谈，在同一话题上维持5轮以上

（三）精准评估

经过快速筛查，治疗师可初步判定患者是否存在语言障碍，接下来通过对口语理解和口语表达这两大功能中的项目进行精准评估，获得儿童口语理解和口语表达的相关数据，同时填写"儿童语言功能精准评估表"。

（四）ICF 评估

将测得的各项数据输入 ICF 转换器，与相应的参考标准值（即同年龄、同性别的健康儿童的相应参数）进行比较，确定该参数是否处于正常范围内，并得出患者各项功能的损伤程度，填写"ICF 儿童语言功能评估表"。

通过儿童语言功能精准评估及 ICF 儿童语言功能评估，治疗师可以明确患者词语、词组和句子理解能力，以及词语命名、双音节词时频、词组仿说、句式仿说和看图叙事的能力，为制订后续语言治疗计划提供依据。为及时调整治疗计划，建议每个阶段均进行一次儿童语言功能精准评估。相关的测试内容详见本书第二章第一节及第二节。

二、儿童语言治疗计划制订

治疗师在明确患者语言障碍程度的基础上，制订相应的语言治疗计划。每个患者的治疗计划都是根据其语言障碍的程度和原因制订的具有针对性的计划，该治疗计划包括语言治疗的主要任务、治疗方法、实施计划的人员、治疗前患者的程度、预期目标（中、长期目标）及治疗后患者所达到的程度等。相关的治疗任务、治疗方法等详见本书第二章第三节。

三、儿童语言治疗实施与监控

（一）康复治疗

治疗师在实施临床康复训练时，需要根据患者的实际情况，将多种治疗方法及康复手段进行有机结合，以便在有效时间内让患者得到最有针对性的治疗，获得最佳的康复效果。相关的语言治疗方法及手段详见本书第三章第一节至第五节。

（二）实时监控

儿童语言治疗的过程不是一成不变的，整个语言治疗过程应遵循"评估—治疗—监控—治疗—评估"的科学程序，使儿童的语言能力在尽可能短的时间内得到提高。因此，在每次进行语言治疗的前后，都要对患者进行实时监控，包括训练前描述及训练效果。训练前描述是指每次训练前患者的语言能力情况，训练效果是指每次训练后患者通过一次训练所达到的语言能力情况，通过训练前描述与训练效果的对比能更为客观地掌握一次训练对患者语言能力的改善情况，通过连续几次训练效果的对比能直观地掌握患者的进步情况。在语言治疗过程中，采用与 ICF 儿童语言功能评估对应的参数作为实时监控的指标。在实际进行实时监控的过程中，通常可以采用上一次训练效果的情况作为下一次的训练前描述，缩减每次训练用于实时监控的时间。

相关的实时监控内容详见本书第三章第一节至第五节。

（三）短期目标监控

在儿童的语言康复过程中，治疗师会根据患者的具体情况设立康复目标，通常包括长期目标与短期目标，治疗师通过语言精准评估来进行长期目标的监控，通过实时监控来进行每次训练情况的监控，而短期目标的监控通常在 1 ~ 5 次训练后进行，具体监控时间视患者的情况而定。短期目标监控的参数与 ICF 语言功能评估的参数一致，对词语理解、句子理解、词语命名、双音节词时长、双音节词基频、句式仿说、看图叙事等板块进行定量评估，通过 ICF 转换器得到患者的损伤程度。相关的短期目标监控的参数及填表方式详见本书第三章第六节。

四、儿童语言疗效评价

在儿童的语言治疗过程中，整个康复治疗的进程被分为初、中、末3期，康复初期治疗师会对患者进行精准评估，得到患者各项功能的损伤程度与长期目标值，同时也作为疗效评价中初期评估的损伤程度与目标值。一个阶段的康复结束后，治疗师将对患者进行语言功能评估，根据患者的情况决定第几阶段为患者康复进程的中期，并将该阶段的语言功能评估结果作为患者中期评估的结果。通过对比初期与中期评估结果，即疗效评价进行对比，可得到患者治疗前后的语言功能对比，进而监控治疗效果是否达成长期目标，便于治疗师调整训练目标并进行下一步语言治疗计划。而末期评估则是在患者即将结束所有康复训练时进行的，用于评价患者当前语言功能的整体情况，以及是否达到患者及其家属所预期的目标。相关的儿童语言疗效评价的内容详见本书第三章第七节。

儿童语言治疗的常用工具

在临床工作中，现代化仪器设备能够帮助治疗师顺利开展工作，提高评估与训练的效率，给患者带来更好的康复治疗体验。[①] 本节主要介绍国内常用的儿童语言康复工具。其中，儿童语言功能评估与训练工具主要用于语言理解与表达能力的康复，言语语言综合能力评估与训练工具用于言语和语言的衔接与综合运用，ICF 儿童语言功能评估工具用于将精准测评数据转换为 ICF 条目下的功能损伤限定值。

一、儿童语言功能评估与训练工具

（一）早期语言障碍评估与干预仪软件

早期语言障碍评估与干预仪软件（如图 1-3-1 所示）是一款基于儿童语言发展规律的、用于语言障碍儿童语言功能评估与训练的常用设备，其主要功能如下。

语言功能评估：精准评估儿童的语言理解与表达能力，确定儿童语言能力损伤程度，为后续训练提供依据和建议。

语言功能训练：提供儿童语言治疗系统康复课程与其他资源，以循序渐进的方式训练词语、词组、句子、短文的理解与表达能力。

---

① 肖川. 现代化教育的特征与目标 [J]. 上海高教研究，1998（6）：17-20.

图 片

早期语言障碍
评估与干预仪
软件

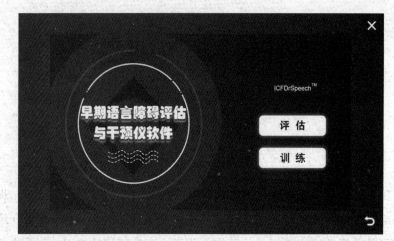

图 1-3-1　早期语言障碍评估与干预仪软件

1. 语言理解与表达功能评估

　　早期语言功能评估部分用于早期语言障碍患者的语言功能评估，主要用于语言年龄 6 周岁以内的儿童的评估。评估项目包括词语理解能力评估、词语命名能力评估、句子理解能力评估、句式仿说能力评估等 4 部分，如图 1-3-2 所示。通过行为测试对儿童的语言理解与表达功能进行评估，以鉴别儿童是否存在语言发展障碍，进一步分析确定其障碍类型和程度，并决定应首先进行哪一阶段的语言教育康复训练。

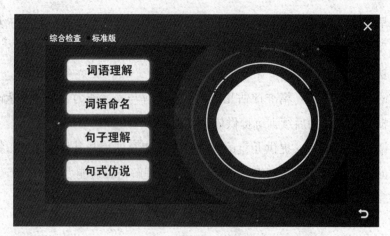

图 1-3-2　早期语言障碍评估与干预仪软件—评估菜单

2. 语言理解与表达功能训练

语言理解与表达功能训练部分基于个体语言的发展规律，包含咿呀学语（前语言训练）、学词语、学词组、学句子、学短文（综合应用训练）等 5 个阶段的语言教育康复课程，如图 1-3-3 所示。

"咿呀学语"通过特别设计的有声动画视频，呈现从抽象到具体再到抽象的线条变化，培养前语言期儿童的视听统合能力，激发沟通动机，使其迈出情感表达与沟通的第一步。此课程包括"沟通唤醒"和"前语言唤醒"。

早期语言阶段的语言理解与表达能力训练，采用认识、探索、沟通、认知等方式进行核心名词、核心动词、5 类核心词组、4 类核心句式和句群表达的训练，包括：（1）词语的认识、探索、沟通、认知训练，其中词语认知训练包括物品功能、特征、类别和匹配概念的训练；（2）词组的认识训练；（3）句子的认识与认知训练，包括常见的 4 类句式训练；（4）短文的认识训练。

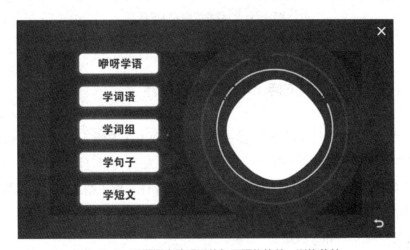

图 1-3-3　早期语言障碍评估与干预仪软件—训练菜单

（二）辅助沟通训练仪软件

辅助沟通训练仪软件（如图 1-3-4 所示），主要用于替代和扩大沟通，指运用一定的技术、设备及相关理论，改善或补偿言语语言方面发展受限的儿童或成人的沟通能力。

该软件采用 384 个标准图形符号进行社交技巧训练，为语言障碍儿童的语言矫治提供训练内容及更优化的训练形式。其图形符号包含 8 个分类：（1）名词、动词、数量；（2）水果、点心、饮料、其他；（3）主食、时间、课程、乐器；（4）生活、室内活动、户外活动；（5）常用物品、衣物、餐具；（6）公共场所、交通、身体；（7）天气、动物、昆虫、节日；（8）情绪、社交技巧。

图 片

辅助沟通训练
仪软件

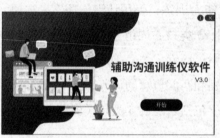

A. 辅助沟通训练仪软件主界面

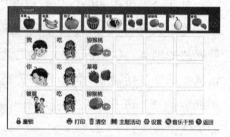

B. 辅助沟通训练仪软件过程界面

图 1-3-4　辅助沟通训练仪软件

（三）综合康复支持（早期语言）软件

综合康复支持（早期语言）软件（如图 1-3-5 所示）主要包含与"家""医院""商店""交通""学校""动物园"相关的康复课件，作为早期语言障碍评估与干预仪软件的补充与拓展。课件采用主题式的内容组织方式和游戏化的训练形式，帮助患者进行语言功能康复训练。训练形式包括"认识""探索"和"沟通"。

"认识"训练中，主要通过"学一学""配一配"和"练一练"帮助儿童认识词语。"探索"训练中，主要通过"学一学"和"练一练"帮助儿童进一步掌握词语。"沟通"训练通过互动的形式，让儿童自由地运用这些核心词语，并培养儿童的沟通意识，使其初步感知句子结构。

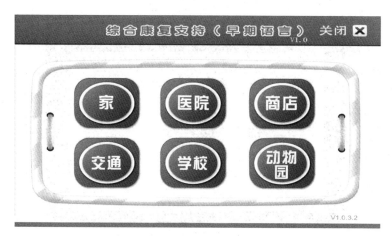

综合康复支持
（早期语言）软件

图 1-3-5　综合康复支持（早期语言）软件

（四）康复学习机

上述专业的儿童语言治疗软件主要内置于专用设备，体型较大，常用于医院、学校、康复中心等机构的专用评估室、康复室或者教室，内容系统完备，满足治疗师或教师评估与训练所需。除此以外，医院住院的患者、送教上门的学生等需要更灵活轻便的康复专用工具。康复学习机（如图 1-3-6 所示）是一款基于专业设备或者康复云 ICF 网站（www.kangfuyun.com）的儿童语言治疗移动式用具，以康复作业的形式，将专用设备或者康复云 ICF 网站上的训练资源传送至学习机上，在网络的支持下解除地理位置和行动障碍给患者带来的康复限制。

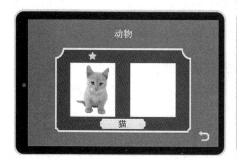

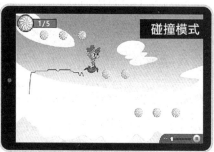

图片

康复学习机

A. 康复学习机—词语训练界面　　　B. 康复学习机—音调训练界面

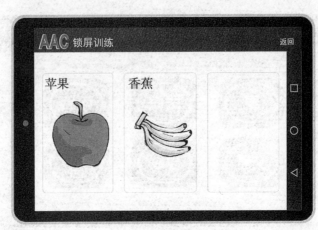

C. 康复学习机—辅助沟通训练界面

图 1-3-6　康复学习机

1. 康复学习机中与儿童语言治疗相关的训练内容

（1）辅助沟通训练

康复学习机内置辅助沟通训练仪软件中的康复课程，主要用于扩大、替代暂时或者长久无法口语沟通的患者的沟通能力，以及前语言期沟通技能的训练。

（2）言语语言综合应用训练

通过言语矫治仪设备或者康复云 ICF 网站，获取言语嗓音康复课程，进行言语发声的感知与训练。该部分内容采用实时声控卡通游戏，诱导患者发声，提高患者主动发声的熟练度、自然度和自动化程度。

（3）语言理解与表达功能训练

通过早期语言障碍评估与干预设备或者康复云 ICF 网站，获取语言理解与表达康复课程，进行词语、词组、句子、短文的理解与表达训练。

2. 康复学习机在儿童语言治疗中的应用模式

（1）个别化康复 / 集体教学

治疗师采用康复学习机进行个别化康复，教师采用康复学习机进行集体教学。在这种应用模式下，康复学习机为治疗师和教师提供干预资源，帮助康复训练和集体教学顺利开展（如图 1-3-7 所示）。

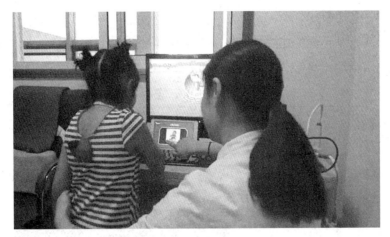

图 1-3-7 康复学习机个别化康复应用模式

（2）小组康复

小组康复的应用模式主要适用于障碍程度较轻、执行功能较好的患者。治疗师或教师通过专业设备或者康复云 ICF 网站为多名患者设计各不相同的康复作业，传送至每位患者的康复学习机，组织多名患者在一起进行康复训练。小组康复可以与个别化康复或者集体教学相结合，帮助患者及时巩固康复、学习效果（如图 1-3-8 所示）。

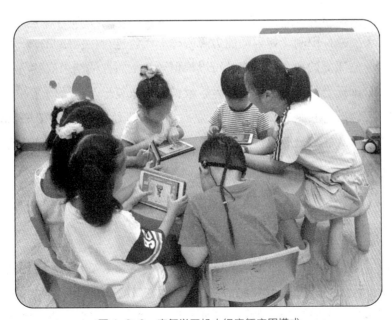

图 1-3-8 康复学习机小组康复应用模式

（3）床边康复

对于行动不便的住院患者，采用康复学习机进行床边康复，尽早对其开展语言治疗，避免错过康复黄金期（如图1-3-9所示）。

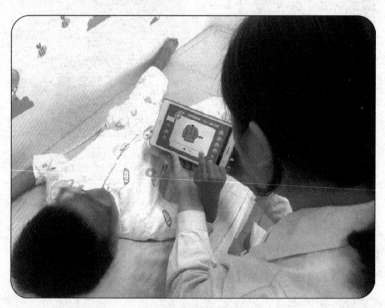

图1-3-9　康复学习机床边康复应用模式

（4）家庭康复

对于受条件限制（如运动能力障碍等）无法进行机构康复，或者有条件进行家庭康复的患者，治疗师可以根据送教上门评估结果或者门诊训练结果，分配适合的康复作业给患者，家长使用康复学习机帮助患者完成康复训练，治疗师再通过网站或者专业设备查看训练结果、监控康复效果。这种康复形式能够显著地提高康复效率，尤其对于语言应用的训练有极大的帮助。

（五）其他儿童语言功能评估工具

除了上述现代化的儿童语言康复专业设备，临床实践中还会用到很多传统的儿童语言康复工具，比如普通儿童语言教育中常用到的物品实物、模型、照片、卡通画、绘本等，尤其是实物和模型，形象、直观的特性使其具有有利于语言障碍患者直观感受物品的综合特征，便于患者习得词汇和迁移运用。相较于训练用具，儿童语言评估工具更具有专业性，目前可用于评估或诊断儿童语言发育迟缓的相关工具还有以下几种。

1. 皮博迪图片词汇测验

皮博迪图片词汇测验（第四版）（Peabody Picture Vocabulary Test-Fourth Edition，简称 PPVT-4）由美国学者邓恩夫妇（L. M. Dunn & L. M. Dunn）于 2007 年修订完成。[①] 该测验主要用来测试 2 岁 6 个月及以上人群的词汇理解能力，具有标准化的可参照常模。PPVT-4 分为 A、B 两册，每册均由 228 道测试题目组成。测试时，受试者只需根据目标词从 4 幅图片组成的图卡上进行指认即可。PPVT-4 具有较高的信效度，且施测简便，评分客观快速，但形式较为单一。

与 PPVT-3 相比，PPVT-4 在两个重要方面有所不同。首先，PPVT-4 是彩色图片选项，而 PPVT-3 是黑白图像。其次，PPVT-4 中有四分之三项目来自上一版 PPVT-3，剩余四分之一是新增的项目。PPVT-4 是一项不计时的测试量表，平均评估需要 10~15 分钟。这套测验工具由 150 组彩色图片构成，每一组含有 4 幅图片。试题分为 A、B 两套并行图，每一组的 4 幅图中，一幅图为 A 式词汇，另一幅图为 B 式词汇。测试时可使用 A 式或 B 式词汇，由主试说出一个词语，然后由被试通过选择最能够说明该词语的图片作为回答。

根据量表施测要求，测试需要从起测点开始往后测试，连续通过 8 题，则该起测图片为起测点开始计分，在起点之前的图片均算得分。若无法连续通过 8 题，则向前测试直至 8 题通过，此时最后通过的一张图片为起测点开始计分。然后从此 8 题开始依次测试，直到连续 8 题中有 6 题错误时终止测试，以最后一题作为终点。终点数减去起测点与终点之间的错误数，即为测试的原始分数。

PPVT-4 测验所得的原始分数可以转化为智龄，离差智商分数或百分位等级，可用于典型发育儿童及智力障碍、情绪失调或生理上有障碍儿童的智力评估。

[①] 李胜利. 语言治疗学 [M]. 北京：人民卫生出版社，2008：26-27.

2. 儿童语言发育迟缓检查法

儿童语言发育迟缓检查法是 1990 年中国康复研究中心根据日本语言发育迟缓委员会编制的语言发育迟缓检查法修订而成的。[①] 由于该检查法主要用于评估受测者建立符号与指示内容关系（sign-significant relation）的能力，所以又称为 S-S 法。S-S 法适用于因各种原因导致语言发育水平处于婴幼儿阶段的儿童。

（1）儿童语言发育水平的阶段划分

该检查法将儿童语言发育划分成 5 个阶段，通过一系列的检查，可以确定受测者达到了哪个阶段。这 5 个阶段划分如下。

第 1 阶段：事物、事物状态理解困难阶段。此阶段儿童尚未掌握语言，并且对周围的事物及其状态难以理解。他们的行为大多数无目的性。

第 2 阶段：事物的基础概念阶段。此阶段儿童仍未掌握语言，但是，他们开始了解常用物品的功能和事物的某些状态。此阶段又可以细分成以下 3 个发育水平。

水平 1   此阶段儿童开始能根据事物的功能进行操作。例如，能将电话听筒放到耳边假装打电话，能用鼓槌敲鼓。

水平 2   此阶段儿童能辨别若干成对事物之间的联系和区别，并在规定的范围内进行比较和配对。例如，先向受测者出示电话、鼓和茶杯，然后给他一个鼓槌，让他将鼓槌与其中的某个物品配成一对。

水平 3   此阶段儿童能够从几个选项中选出与示范项成对的有关事物。例如，将听筒、鼓槌和茶杯给受测者，然后出示茶壶，让他选出与之配对的物品。

第 3 阶段：事物的符号阶段。此阶段儿童开始建立符号与指示内容之间的联系。这个阶段又可以细分成以下 2 个发育水平。

水平 1   此阶段儿童开始理解手势符号的意思，学会运用手势符号来表达事物。例如，给受测者一顶帽子，然后拍拍玩具娃娃的头，看他是否会将帽子戴在玩具娃娃的头上。

水平 2   此阶段儿童能够将言语符号与事物联系起来，开始理解言

---

① 李胜利. 语言治疗学 [M]. 北京：人民卫生出版社，2008：12-13.

语符号，并学会用言语符号表达事物。例如，向受测者出示"鞋""面包""象"和"汽车"4张图片，问他："哪一个是面包？"

第4阶段：词句（主要句子成分）阶段。此阶段儿童能够用2~3个词组成句子来描述事物和事物的状态。这个阶段又可以细分成以下2个发育水平。

水平1 此阶段儿童开始学习把2个词组合成句子，用来描述事物和事物的状态。例如，儿童能理解什么是"大的帽子""红色的鞋"等等，也会用这样的句子来表达。

水平2 此阶段儿童能够理解3个词组成的句子。例如，他们能理解什么是"大的黄色的帽子"等等，也能用这样的句子来描述事物和事物的状态。

第5阶段：词句（语法规则）阶段。此阶段儿童能够理解和使用一些结构更为复杂的句子。这个阶段也可以细分成以下2个发育水平。

水平1 此阶段儿童能够理解和使用具有可逆性的句子，即能够把主语和宾语颠倒位置来表示不同的含义。例如，能够把"猫追鸡"这句话改说成"鸡追猫"。

水平2 此阶段儿童能够理解"被"字句型所表达的意思。例如，能理解"鸡被猫追赶着"这句话的含义。

（2）儿童语言发育迟缓的检查顺序和内容

儿童语言发育迟缓的检查共包括操作性课题、符号与指示内容关系、基础性过程和日常生活交流态度4个方面，其检查顺序和内容如下。

操作性课题的检查 具体内容包括投小球、延迟反应、形状辨别、积木和描线等项目。

符号与指示内容关系的检查 具体内容包括第2阶段的机能性操作、匹配和选择，第3阶段的手势符号和言语符号，第4阶段的前预备检查、二词句和三词句，第5阶段的语序和"被"字句型的检查。

基础性过程的检查 具体内容包括模仿和听觉记忆广度等项目。

日常生活交流态度的检查 具体内容包括对他人行动的注视，视线交流，对他人的指示、问候、打招呼的反应，向他人表达意愿，感情起伏的表现，提问—回答关系，特征性言语等项目。

（3）儿童语言发育迟缓的诊断方法

该检查法设定了各项目的合格标准和各阶段的通过标准，并提供各年龄段正常儿童应该通过哪些项目的参考标准。将对受测者的各项检查结果与这些标准做对照，就可以诊断他的语言发育属于正常还是迟缓；若受测者语言发育迟缓，那么迟缓的程度如何，哪些方面的发育相对较好，哪些方面的发育相对较差，等等。

二、言语语言综合能力评估与训练工具

（一）言语语言综合训练仪软件

在儿童的语言康复治疗过程中，除了要重点改善儿童的语言理解和表达功能，还需要培养其言语语言综合运用能力，使儿童在语言运用的早期就养成良好的言语发音习惯，为日后自然、流利地表达做尽可能充分的准备。

言语语言综合训练仪软件（如图1-3-10所示）通过对实时语言（构音、语音、鼻音、失语）、电声门图信号进行基频、谐波、FFT（Fast Fourier Transformation，快速傅氏变换）、LPC（Linear Predictive Coding，线性预测编码）、语谱图的检测、处理，可用于：（1）言语语言综合能力的评估，用于测量口语表达时的音节时长和言语基频（儿童语言发育早期主要测量参数为双音节时长、双音节基频）；（2）言语语言综合能力实时视听自反馈的康复训练，如音节时长训练、言语基频训练等。

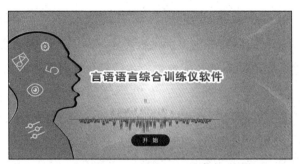

言语语言综合
训练仪软件

A. 言语语言综合训练仪软件界面

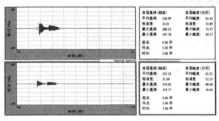
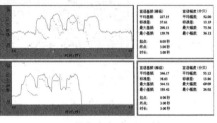

B. 声波选取界面　　　　　　　　　　　C. 基频与幅度显示界面

图 1-3-10　言语语言综合训练仪软件

（二）言语矫治仪软件

言语矫治仪软件（如图 1-3-11 所示）是应用范围极为广泛，融实时治疗与视听反馈技术为一体的言语矫治设备，为各类言语异常的矫治提供了有效的手段。它提供了 200 多个实时的、可激发言语产生的声控卡通游戏，为建立综合发音能力奠定基础。由于患者在发音后能立刻获得动画形式的视觉反馈，所以他们对这种形式活泼、参与性强的训练方法特别感兴趣。对于言语治疗师来说，这是个多用途的治疗工具，在患者玩游戏时，言语治疗师就能获得其特征曲线图和统计报告。这套设备还具有实时录放的功能，可以提高治疗效果。

言语矫治仪软件通过对言语、构音、语音、鼻音信号进行实时检测处理，可用于言语障碍的康复训练、疗效监控。该软件通过实时言语促进视听反馈技术，可开展：（1）实时声音、音调、响度、起音、清浊音的感知及发音教育；（2）言语呼吸、发声、共鸣、构音、汉语语音功能的视听反馈训练；（3）言语呼吸、发声、共鸣障碍的促进治疗（常用 39 种）；

（4）采用单一被试技术对言语康复效果进行动态评估及全程监控，并根据汉语的言语功能评估标准提供个别化康复建议。综上，言语矫治仪软件可为言语、构音、语音障碍的矫治提供相关信息，并提供相应的康复训练。

图 片

言语矫治仪软件

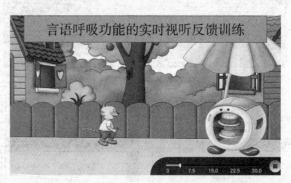

A. 言语呼吸功能的实时视听反馈训练界面

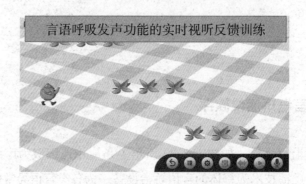

B. 言语呼吸发声功能的实时视听反馈训练界面

图 1-3-11 言语矫治仪软件

三、ICF 儿童语言功能评估工具

语言障碍的诊断与评估直接影响到治疗方案、康复目标的制定和治疗效果的预测。因此客观准确地确定障碍的程度十分必要。临床上广泛使用的障碍程度指标是 ICF 国际分类等级评定。使用 ICF 转换器可以快速便捷地获得障碍程度限定值。

ICF 转换器（如图 1-3-12）基于 ICF 核心分类组合将言语功能测量评估的结果进行标准化，对言语嗓音、儿童构音、成人构音语音、儿童语言、成人语言、认知等模块的定量测量及评估结果进行标准化等级转换，确定患者的言语、语言、认知功能损伤程度，并提供相关功能损伤的具体情况。本书中，ICF 转换器主要用于对儿童语言功能损伤进行标准化等级转换，基于 ICF 核心分类组合 b16700 口语理解和 b16710 口语表达对患者的语言理解和表达能力进行损伤程度的判定，以及功能损伤的具体问题描述，ICF 转换原理示例见表 1-3-1。

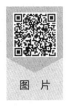

图 片

ICF 转换器

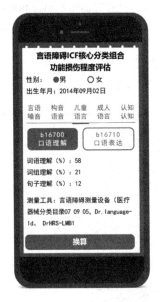

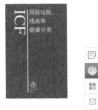

图 1-3-12 ICF 转换器

表 1-3-1 ICF 转换原理示例

儿童语言功能测量（定量）→ ICF 功能损伤程度（定性）

领域	内容	测量参数	身体功能	无损伤	轻度损伤	中度损伤	重度损伤	完全损伤
				0	1	2	3	4
儿童语言 4岁	口语理解	词语理解	b16700 口语理解	74% ~ 100%	59% ~ 73%	39% ~ 58%	4% ~ 38%	0 ~ 3%
		……		……				
	口语表达	词语命名	b16710 口语表达	54%~100%	43% ~ 53%	28% ~ 42%	4% ~ 27%	0 ~ 3%
		双音节时长（秒）		0.76 ~ 1.22	0.60 ~ 0.75	0.41 ~ 0.59	0.04 ~ 0.40	0.00 ~ 0.03
		……		……				

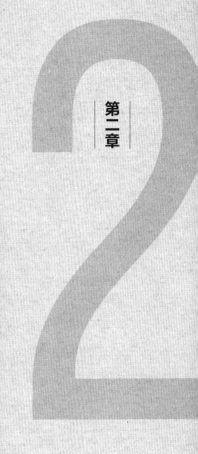

第二章

儿童语言功能评估及治疗计划制订

儿童语言功能评估是诊断儿童语言功能障碍、识别语言障碍类型，以及制订语言治疗计划的基础。儿童语言功能评估的实训课程是未来言语治疗师实训的核心内容之一。儿童语言功能评估在实际操作中依托评估工具，而其理论依据则由 WHO（世界卫生组织，World Health Organization）制订的 ICF 提供。本章主要讲述 ICF 框架下的儿童语言功能评估，首先对儿童语言功能能量化精准评估的方法和流程进行了详细的阐述，然后介绍 ICF 框架下的语言功能评估限定值的转换及语言治疗计划的制订。

儿童语言功能的精准评估

评估内容是否适当、评估结果是否可靠会直接影响到我们判断儿童的语言发展能力，以及相应治疗计划的制订。因此全面检查儿童的语言相关功能的水平，并整理好检查结果十分必要。临床上，对语言发育障碍的儿童的评估应包括基于语言发展内容的精准评估及基于 ICF 框架下的儿童语言功能评估。

全面了解儿童的发展状况需要对患者本人进行量化的精准评估，同时也需要结合基本信息收集、临床观察、医技检查等多种手段。本节内容主要介绍患者基本信息收集与儿童语言功能精准评估两个部分。

一、基本信息收集

信息采集主要指通过询问和观察，从患者本人、家长、主要照顾者、班主任及任课老师那里获得与儿童语言障碍相关的信息，如患者的障碍类型、日常交流方式、听力状况、进食状况、口部触觉感知与运动状况、言语语言认知功能发育状况等（见表 2-1-1）。

表 2-1-1　患者基本信息表示例

医院、康复机构、特殊教育学校、资源中心

患者信息

姓　名：<u>张某某</u>　　出生日期：<u>2014 年 3 月 12 日</u>　　性别：☑ 男 □ 女

检查者：<u>杨某某</u>　　评估日期：<u>2018 年 11 月 2 日</u>　　编号：<u>003</u>

类型：□ 智力障碍_____　□ 听力障碍____　□ 脑瘫____　□ 孤独症____　☑ 发育迟缓____

　　　□ 失语症_____　　□ 神经性言语障碍（构音障碍）_____

　　　□ 言语失用症_____　□ 其他_____

主要交流方式：☑ 口语 □ 图片 □ 肢体动作 □ 基本无交流

听力状况：☑ 正常 □ 异常　听力设备：□ 人工耳蜗 □ 助听器 补偿效果_____

进食状况：<u>无明显异常</u>

言语、语言、认知状况：<u>语言方面能够理解部分生活中常见的人和物，在生活中可以用</u>
<u>一些简单的词语表达自己的需求，但仅能表达少数生活常见词，如"爸爸""妈妈""嗯"</u>
<u>等。理解能力优于表达能力</u>

口部触觉感知与运动状况：<u>口部触觉感知与运动状况正常</u>

二、儿童语言功能精准评估

视 频

儿童语言功能评估概述讲解

PPT 资源

儿童语言功能评估概述

语言能力评估的主要内容包括语音能力、词汇—语义能力、语法能力以及语用能力。[①]根据评估内容以及儿童语言发展水平，常从 4 个方面进行语言能力评估：词语理解和表达能力、句子理解与表达能力、语言综合运用能力以及言语语言综合能力。

（一）口语理解功能精准评估

1. 词语理解能力评估

词语理解能力是指儿童对实词中常见的名词、动词和形容词的理解能力。词语理解能力评估按照儿童的词语习得规律，选取儿童各年龄段出现的具有代表性的名词、动词、形容词等词汇并配套了色彩丰富、贴近生活场景的图片（如图 2-1-1 所示）。词语理解能力测验共 35 个题项（见表

---

① 银春铭，于素红 . 儿童语言障碍及矫正 [M] . 北京：人民教育出版社，2001：68-69.

2-1-2），考查儿童对词语的理解能力，为判断儿童词语理解能力的发展水平和语言干预起点提供了科学有效的依据。当儿童词语理解能力的发展水平落后于同年龄典型发育儿童时，建议进行词语理解能力的针对性训练。

测试工具：言语障碍康复设备（医疗器械分类目录 19 01 04）、早期语言障碍评估与干预仪软件。

得分记录：正确得 1 分、错误得 0 分。

视　频

词语理解讲解

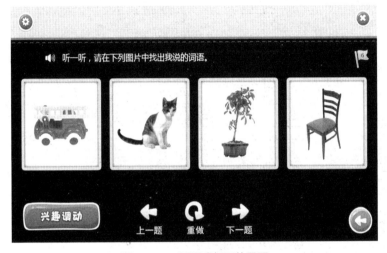

图 2-1-1　词语理解评估界面

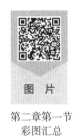

图　片

第二章第一节
彩图汇总

表 2-1-2　词语理解能力精准评估表

名词		动词		形容词	
测试内容	得分（0/1）	测试内容	得分（0/1）	测试内容	得分（0/1）
火车		吹		快	
鞋子		上楼		直的	
爸爸		打伞		高	
警车		敲		伤心	
动物		推		硬	
冰淇淋		拍（皮球）			
圆形		举			
老人		倒			
彩虹		跳			
太阳		打针			

PDF 资源

词语理解能力精
准评估表示例

续表

名词		动词		形容词	
测试内容	得分（0/1）	测试内容	得分（0/1）	测试内容	得分（0/1）
空调		擦			
冬天					
凉鞋					
生日					
小鸟					
胸					
瓶子					
公路					
鞭炮					

	名词	动词	形容词	总分
正确率	/19=　%	/11=　%	/5=　%	/35=　%
实际年龄	岁		相对年龄	岁
结果分析与建议				

2. 句子理解能力评估

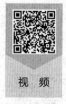

视　频

句子理解讲解

　　句子理解能力是指能够将句中关键信息进行整合，从而明白句子的含义，并进行恰当回应的能力。句子理解能力测验根据汉语的语法结构，遵循汉语语法构建规则和儿童语言发展规律，主要考查儿童对包括无修饰句、简单修饰句和特殊句式等在内的常用句式的理解。其中，简单修饰句包含了一个或两个修饰成分的句子，特殊句式包含了非可逆句、可逆句、把字句、被字句以及比较句。该测验共 23 个题项（见表 2-1-3），测试方式为儿童听指导语后指出相应图片（如图 2-1-2 所示）。当儿童句子理解得分的相对年龄低于其实际年龄时，建议进行句子理解能力的针对性训练。

　　测试工具：言语障碍康复设备（医疗器械分类目录 19 01 04）、早期语言障碍评估与干预仪软件。

　　得分记录：正确得 1 分、错误得 0 分。

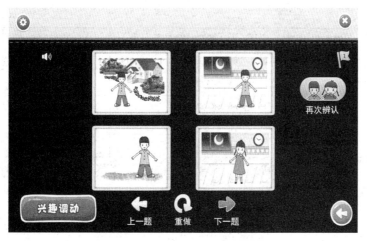

图 2-1-2　句子理解评估界面

表 2-1-3　句子理解能力精准评估表

无修饰句		简单修饰句		特殊句式	
测试内容	得分（0/1）	测试内容	得分（0/1）	测试内容	得分（0/1）
小明在房间里		晚上小明唱歌		小红把椅子推倒了	
小明画苹果		小明摔碎了红色的杯子		小明追小红	
小明开汽车		小明拿着两辆红色的汽车		椅子被小明放好了	
小红有汽车		晚上小明在房间里唱歌		小明把小红逗笑了	
		汽车开过来了		小明被小红推倒了	
		小明有红色的汽车		椅子比方桌子矮	
		小明在房间玩汽车			
		胖胖的男孩有汽车			
		戴眼镜的男孩拿着红色的汽车			
		穿红衣服的小明在房间里玩汽车			

PDF 资源

句子理解能力精准评估表示例

续表

无修饰句		简单修饰句		特殊句式	
测试内容	得分（0/1）	测试内容	得分（0/1）	测试内容	得分（0/1）
		小明吃完了苹果			
		小明在房间外画好了苹果			
		小明刚要吃苹果			

	无修饰句	简单修饰句	特殊句式	总分
正确率	/4= %	/13= %	/6= %	/23= %
实际年龄	岁		相对年龄	
结果分析与建议				

（二）口语表达功能精准评估

1. 词语命名评估

视　频

词语命名讲解

词语命名是语言发展过程中的一个重要环节，是在一定认知基础上从语言理解到语言表达的重要过渡。词语命名是儿童用语言对看到、听到、闻到或触摸到的东西贴标签的过程。词语命名能力测验共 65 个题项（见表 2-1-4），要求儿童按照指导语对所提供的图片进行命名（如图 2-1-3 所示），其目的是考查儿童名词、动词、形容词、量词的命名能力。当儿童词语命名得分的相对年龄低于其实际年龄时，建议进行词语命名的针对性训练。

测试工具：言语障碍康复设备（医疗器械分类目录 19 01 04）、早期语言障碍评估与干预仪软件。

得分记录：正确得 1 分、错误得 0 分。

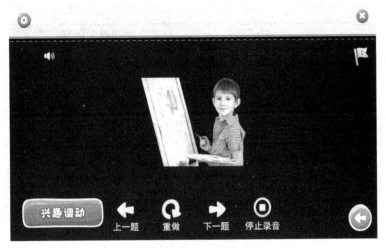

图 2-1-3 词语命名评估界面

表 2-1-4 词语命名能力精准评估表

序号	目标词	得分（0/1）	错误走向分析						
			无反应	新造词	相关描述	不相关描述	上位替代	同位替代	下位替代
1	画画								
2	肚子（肚皮、肚脐）								
3	玉米								
4	企鹅								
5	楼梯								
6	自行车（脚踏车）								
7	垃圾箱（垃圾桶）								
8	冰箱								
9	快								
10	薯条								
11	彩虹								
12	冷								
13	礼物（礼物袋）								
14	动物园（动物中心）								
15	医生								
16	摘（摘苹果、采苹果）								

PDF 资源

词语命名能力精准评估表示例

续表

序号	目标词	得分（0/1）	错误走向分析						
			无反应	新造词	相关描述	不相关描述	上位替代	同位替代	下位替代
17	菠萝								
18	撕（撕开、撕烂、撕画）								
19	摸（摸头）								
20	近								
21	雨衣（雨披）								
22	打针								
23	茄子								
24	硬（硬的）								
25	窗户（窗、窗子）								
26	两本书（本）								
27	蔬菜								
28	奖杯（冠军杯）								
29	盛（舀）								
30	扣子（纽扣、纽子）								
31	矮								
32	削								
33	烤（烧烤）								
34	橙色（橘色、橘黄色）								
35	吹风机（电吹风）								
36	搬								
37	堵车								
38	舒服								
39	消防员（消防员叔叔）								
40	衣架（衣服架子）								
41	轻（轻的）								
42	小偷								
43	细（细细的、细的）								
44	冬天（冬季）								
45	歪（歪的）								
46	骆驼								

续表

序号	目标词	得分(0/1)	错误走向分析						
			无反应	新造词	相关描述	不相关描述	上位替代	同位替代	下位替代
47	中国								
48	浴缸（洗澡盆）								
49	勇敢								
50	洒水车								
51	光盘（碟片）								
52	迟到（来不及）								
53	蜜蜂								
54	难								
55	读书（念书、学习）								
56	帮助								
57	教室								
58	年轻								
59	危险								
60	难过（不开心）								
61	健康（强壮）								
62	食指								
63	酒杯（玻璃杯、红酒杯、高脚杯）								
64	批评（骂、生气）								
65	扑（跳）								

	名词	动词	形容词	量词	总分
正确率	/33= %	/15= %	/16= %	/1= %	/65= %
实际年龄	岁		相对年龄	岁	
结果分析与建议					

2. 言语语言综合能力评估

言语语言综合能力评估主要考察儿童在有意义语言（双音节词）中对于时长和基频的控制能力，反映测试者在言语过程中的自然度（如图 2-1-4 所示）。考虑到辅音送气和韵母中单、复韵母结构对时长可能造成的影响，

视频

双音节时长基频讲解

以及声调（四声调）对基频的影响，选词时选用了符合以上 3 个原则的双音节词，"橡皮""熊猫""跳舞"和"眼睛"（见表 2-1-5）。其目的为考察儿童在复述双音节词时对时长和基频的控制能力，并反映其言语的自然度。当儿童双音节词时长、基频参数值低于或高于其实际年龄的正常范围时，建议进行双音节时频的针对性训练。

　　测试工具：言语障碍测量设备（医疗器械分类目录 07 09 05）、言语语言综合训练仪软件、言语矫治仪软件或其他。

　　得分记录：记录上述 4 个双音节词的平均时长以及平均基频。

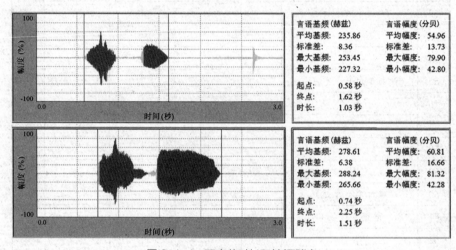

图 2-1-4　双音节时长和基频测试

表 2-1-5　言语语言综合精准评估表

序号	双音节词语	时长 / 秒	基频 / 赫兹
1	橡皮		
2	熊猫		
3	跳舞		
4	眼睛		
平均时长 / 基频			
结果分析与建议			

　　注：①"时长"是指一个双音节词的总时长；"基频"是指每一个双音节词的平均基频。
　　　　②"平均时长"是指 4 个双音节词总时长的均值；"平均基频"是指 4 个双音节词平均基频的均值。

3. 句式仿说评估

视 频
句式仿说讲解

句式是指句子的语法结构格式，即由一定语法形式显示的表示一定语法意义的句子的结构格式，具体可表述为"由词类序列、特定词（或特征字）、固定格式、语调等形式显示的包含句法结构和语义结构以及语用功能的句子的抽象结构格式"。[①] 句式仿说能力测验遵循汉语语法构建规则和儿童语言发展规律，主要考查儿童对常用句式、包括无修饰句和简单修饰句（含一个或两个修饰成分）、特殊句式和复句等几种句式的语法结构的提取和迁移能力，每种句式从语法和语义两个方面进行评估，建立句子表达分级评估体系。该测验共 30 个题项（见表 2-1-6），要求儿童在倾听参考句（如"哥哥唱歌"）后，按照第二张图片仿说句子（如"哥哥画画"），如图 2-1-5 所示；目的在于考察儿童提取句子结构并结合句子内容进行表达的能力。当儿童句式仿说得分的相对年龄低于其实际年龄时，建议进行句子表达的针对性训练。

测试工具：言语障碍康复设备（医疗器械分类目录 19 01 04），早期语言障碍评估与干预仪软件。

得分记录：语法评估时采用 0/1 计分，语义评估时采用 0/0.5/1 的三级记分方法。

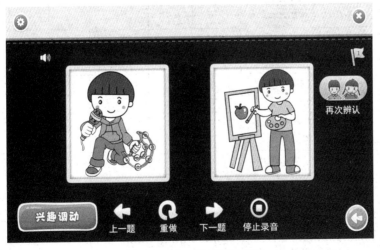

图 2-1-5 句式仿说评估界面

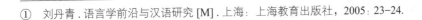

① 刘丹青. 语言学前沿与汉语研究 [M]. 上海：上海教育出版社，2005：23-24.

表 2-1-6　句式仿说能力精准评估表

序号	测试内容		得分		结果分析		
	目标词	仿说句	语法（0/1）	语义（0/0.5/1）	语法	语义	其他
1	小明画画 / 画苹果						
2	小红有汽车						
3	小红把杯子摔碎了						
4	小红不想打针						
5	胖胖的男孩有火车						
6	小明抱着小红走						
7	小红吃完了西瓜						
8	小红把小明推倒了						
9	小明穿绿色的衣服 / 小明穿蓝色的裤子						
10	女孩比男孩胖						
11	西瓜被小红吃掉了						
12	女孩在椅子上 / 躺椅上睡觉						
13	花园开满了 / 长满了花						
14	弯弯的月亮像香蕉						
15	这是绿色，（这）不是黄色						
16	小红有两个杯子：一个是白色的，一个是黑色的						
17	早晨太阳升起来了						
18	小红被小明逗笑了						
19	如果明天不下雨，我就去动物园						
20	晚上阿姨买菜。/ 晚上叔叔买菜						
21	猫 / 小猫戴两个黄色的铃铛						
22	爸爸每天开车上班						
23	鱼缸里没有鱼						
24	白天小红在草地上画画						
25	小红推不动方方的箱子						
26	小明的狗有黑色的斑点						
27	小红因为肚子饿了，所以想吃饭						

续表

序号	测试内容		得分		结果分析		
	目标词	仿说句	语法（0/1）	语义（0/0.5/1）	语法	语义	其他
28	小红买的不是西瓜，而是苹果						
29	虽然下雨了，但是他还在跑步						
30	白色的小猫/猫咪在河边/岸上钓鱼						

	无修饰句			简单修饰句			特殊句			复句			总分		
	语法	语义	总分	语法	语义	总分	语法	语义	总分	语法	语义	总分	语法	语义	总分
正确率	%	%	%	%	%	%	%	%	%	%	%	%	%	%	%
实际年龄	岁					相对年龄				岁					
结果分析与建议															

4. 看图叙事评估

叙事能力评估的评分分为分图讲述和整体讲述两个部分，分图讲述涉及内容和句法两个部分，整体讲述涉及时间、地点、人物、故事讲述的顺序性、故事内容的完整和连贯性、故事的宏观结构、整体句法、流畅性、韵律感和清晰度共 10 个方面的内容。[①] 看图叙事能力的评估分为 2 个小故事，分别是《做客》和《月亮船》，每个故事有 4 张图（如图 2-1-6 所示），评估项目见表 2-1-7。当儿童看图叙事得分的相对年龄低于其实际年龄时，建议进行看图叙事的针对性训练。

停止测验：若儿童无法进行看图叙事，则终止测试。

---

① 朱晓农. 语言语音学和音法学：理论新框架 [J]. 语言研究，2011（1）：64-87.

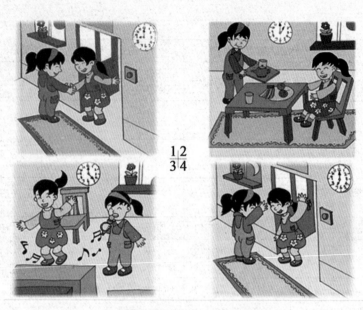

图 2-1-6 看图叙事测试图《做客》

表 2-1-7 看图叙事能力精准评估表

PDF 资源

看图叙事能力精
准评估表示例

评分内容	评量项目	分值	评分标准	得分
分图讲述	内容	1分×8	0分：无应答或内容不完整； 1分：能说出关键词（① 握手；② 做客；③ 去小蓝家玩）（每点 1/3 分）	
	句法	1分×8	0分：无应答或句法不完整； 1分：至少说出一句合乎题意的完整句子	
整体讲述	时间	1分×8	0分：无应答或没有出现任何关于时间的词语； 1分：能说出关键词（① 有一天；② 早上／晚上；③ 天黑了；④ ……之后；⑤ 几点钟）（每点 1/5 分）	
	地点	1分×2	0分：无应答或没有出现任何关于地点的词语； 1分：能说出关键词（① 小蓝家；② 客厅）（每点 1/2 分）	
	人物	2分×2	0分：没有提及故事中的人物； 1分：叙事者仅说出其中一个人物的名称，或者均用"她"代替，或者人物命名出现前后不一致的情况，或者由测试者提醒人物名称； 2分：叙事者正确地说出两个人物的名称（① 小蓝；② 小花）（每点 1/2 分）	
	顺序性	1分×2	0分：不能按照给定的图片顺序说出故事或是有图片遗漏； 1分：能按照给定的图片顺序说出故事	

续表

评分内容	评量项目	分值	评分标准	得分
整体讲述	故事内容的连贯性	1分×2	0分：故事事件描述不完整或事件前后无连贯性； 1分：故事事件描述完整且事件前后有连贯性	
	故事的宏观结构	4分×2	0分：无法讲述； 1分：儿童谈论画面中的任何人、事、物，所说内容互不相关，或者儿童围绕着主人公及相关主题展开叙事，但该叙事不能称之为故事，仅描述主人公正在做什么； 2分：儿童能围绕着主人公及相关主题简单陈述内容，但内容之间并没有联结； 3分：儿童讲述的故事中已经包含了一系列合乎逻辑的内容，且出现了连接词，但内容之间的组织联结尚未成熟； 4分：叙事中包含所有的故事要素，能够详尽、合乎逻辑地讲述一个完整的故事，且能很好地组织内容	
整体句法	整体句法	4分×2	0分：无法讲述； 1分：以词为主的讲述； 2分：以短语为主的讲述； 3分：以简单句（"主谓宾"）为主的讲述； 4分：以简单修饰句（包含形容词等成分的句子）为主的讲述	
韵律感	韵律感	1分×2	0分：音调单一； 1分：在讲述过程中声情并茂，有韵律感	
清晰度	清晰度	2分×2	0分：差，基本听不清； 1分：中，听起来很费劲，绝大部分音听不清楚； 2分：好，绝大部分音是清晰的，可以允许有个别音不清楚的现象	
总分			/56=　%	
实际年龄		岁	相对年龄	岁
结果分析与建议				

ICF 儿童语言功能评估

ICF 框架下的儿童语言功能评估主要是对患者的语言能力进行全面的评估，帮助治疗师、特教老师和家长全面了解患者的语言发展情况，确定患者处于哪一阶段，为后续的语言障碍康复训练提供训练起点。

ICF 儿童早期语言功能评估内容主要包括口语理解能力评估和口语表达能力评估。口语理解能力评估主要包括词语理解能力评估和句子理解能力评估两个部分；口语表达能力评估主要包括词语命名、双音节词时频、句式仿说和看图叙事等部分。[①]ICF 儿童语言功能评估表见表 2-2-1。

表 2-2-1　ICF 儿童语言功能评估表

PDF 资源

ICF 儿童语言功能评估表示例

身体功能，即人体系统的生理功能损伤程度			无损伤	轻度损伤	中度损伤	重度损伤	完全损伤	未特指	不适用
			0	1	2	3	4	8	9
b16700	口语理解（儿童）	词语理解	□	□	□	□	□	□	□
		句子理解	□	□	□	□	□	□	□
	对口语信息的解码以获得其含义的精神功能								
	信息来源：□ 病史　□ 问卷调查　□ 临床检查　□ 医技检查								
	问题描述：								

① 周兢. 汉语儿童语言发展研究：国际儿童语料库研究方法的应用与发展 [M]. 北京：教育科学出版社，2009：23-24.

续表

身体功能，即人体系统的生理功能损伤程度			无损伤	轻度损伤	中度损伤	重度损伤	完全损伤	未特指	不适用
			0	1	2	3	4	8	9
b16710	口语表达（儿童）	词语命名	☐	☐	☐	☐	☐	☐	☐
		双音节词时长 2cvT	☐	☐	☐	☐	☐	☐	☐
		双音节词基频 $2cvF_0$	☐	☐	☐	☐	☐	☐	☐
		句式仿说	☐	☐	☐	☐	☐	☐	☐
		看图叙事	☐	☐	☐	☐	☐	☐	☐
	以口语产生有意义的信息所必需的精神功能								
	信息来源：☐ 病史 ☐ 问卷调查 ☐ 临床检查 ☐ 医技检查								
	问题描述：								

儿童语言治疗计划制订

综合上述分析，治疗师全面地掌握了儿童的语言能力现状后，便可为康复对象制订系统且有针对性的训练计划。训练计划包括训练内容与方法，应根据儿童目前的功能损伤程度选用不同的语言训练内容，依据当前目标，采用"小步子多反复"、循序渐进的方式进行。制订计划时，治疗师在对应的表格中进行勾选即可（见表 2-3-1）。

PDF 资源

儿童语言治疗计划表示例

表 2-3-1　儿童语言治疗计划表

治疗任务		治疗方法	康复医师	护士	物理治疗	作业治疗	言语治疗	心理工作	特教教师	初始值	目标值	最终值
b16700 口语理解 b16710 口语表达	词语理解与表达训练	□ 前语言唤醒训练 □ 词语认识训练 □ 词语探索训练 □ 词语沟通训练 □ 词语认知训练										
	言语语言综合训练	□ 停顿起音训练 □ 音节时长训练 □ 音调变化训练 □ 响度变化训练										
	词组理解与表达训练	□ 前语言唤醒训练 □ 词组认识训练 □ 词组探索训练 □ 词组沟通训练										
	句子理解与表达训练	□ 句子认识训练 □ 句子探索训练 □ 句子沟通训练 □ 句子认知训练										
	看图叙事训练	□ 短文认识训练										

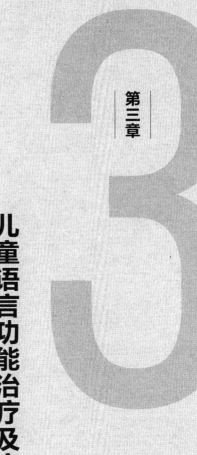

儿童语言功能治疗及实时监控

儿童语言功能治疗式言语治疗师系统干预儿童语言发展，改善其沟通交流能力的实践过程。儿童语言功能治疗的实时监控式对干预过程的把控，也是教育康复质量控制的重要组成部分。儿童语言功能治疗及实时监控的实训课程是未来言语治疗师实训的核心内容之一。本章主要从 3 个层面对 ICF 框架下的儿童语言治疗及效果监控进行阐述。首先，介绍了儿童语言治疗 5 个阶段的实施及其实时监控；其次，讲述了短期目标监控的开展及其临床意义；最后，介绍了儿童语言疗效评价应如何进行。

咿呀学语的康复治疗及实时监控

　　ICF 框架下的儿童语言功能治疗根据儿童在不同阶段的语言能力和发展水平，主要分为咿呀学语、核心词语、词组、句子和短文等 5 个训练阶段。此部分治疗通过难度逐级递增的训练内容，阶梯式地提高儿童的整体能力。在每日训练过程中，我们需要进行实时监控，以了解儿童的康复效果。

　　若此阶段的儿童在口语理解和口语表达评估时表现为无法执行或无法完成评估项目，我们应先进行咿呀学语训练中的"沟通唤醒"和"前语言唤醒"训练，前者可以用音乐提高儿童的视听注意力，为后续的课程内容做铺垫（如图 3-1-1 所示）。后者可以将与身体部位及生活相关的核心词语以动画形式呈现，加强儿童的学习兴趣，为理解与表达训练提供兴趣导入（如图 3-1-2 所示）。

　　康复工具：言语障碍康复设备（医疗器械分类目录 19 01 04）、早期语言障碍评估与干预仪软件或其他。

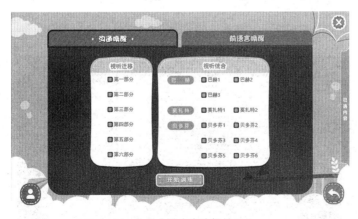

A. 沟通唤醒内容选择界面

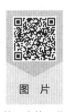

图 片

第三章第一节
彩图汇总

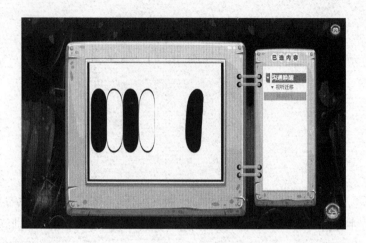

B. 沟通唤醒训练界面

图 3-1-1　早期语言障碍评估与干预仪软件—咿呀学语—沟通唤醒

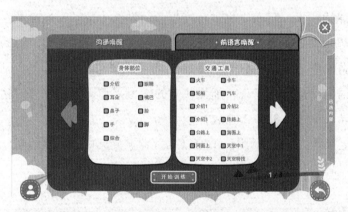

A. 前语言唤醒内容选择界面

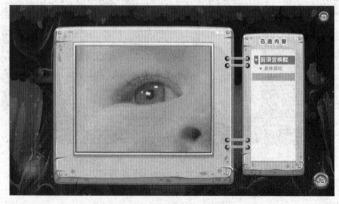

B. 前语言唤醒训练界面

图 3-1-2　早期语言障碍评估与干预仪软件—咿呀学语—前语言唤醒

在进行咿呀学语训练时，应根据本次训练中患儿的表现填写咿呀学语实时监控表（见表 3-1-1），通过多次训练监控结果的对比，可掌握患者的康复进度，示例见表 3-1-2。

表 3-1-1　咿呀学语实时监控表

时间	训练类型	内容	训练结果				
			无应答	回应式共同注意	发起式共同注意	模仿发声	自主发声
	☐ 沟通唤醒	☐ 视听迁移 　☐ 第一部分　☐ 第二部分　☐ 第三部分 　☐ 第四部分　☐ 第五部分　☐ 第六部分 ☐ 视听统合 　☐ 巴赫 1　☐ 巴赫 2　☐ 巴赫 3 　☐ 莫扎特 1　☐ 莫扎特 2 　☐ 贝多芬 1　☐ 贝多芬 2　☐ 贝多芬 3 　☐ 贝多芬 4　☐ 贝多芬 5　☐ 贝多芬 6					
	☐ 前语言唤醒	☐ 词语映射 　☐ 身体部位　☐ 交通工具　☐ 生活用品 　☐ 动物植物　☐ 玩具、学习用品 　☐ 室外用品　☐ 水 词语内容_____					

表 3-1-2　咿呀学语实验监控表示例

时间	训练类型	内容	训练结果				
			无应答	回应式共同注意	发起式共同注意	模仿发声	自主发声
2019 年 1 月 23 日	☑ 沟通唤醒	☑ 视听迁移 　☑ 第一部分　☐ 第二部分　☐ 第三部分 　☐ 第四部分　☐ 第五部分　☐ 第六部分		∨			
	☐ 前语言唤醒						

PPT 资源

发声诱导

在此阶段我们还可以进行发声意识的训练，提高儿童发音意识，练习发音动作，养成良好的发音习惯，为后续口语的产生做铺垫。训练内容包括：感知声音、感知音调、感知响度、感知起音，主要借助言语矫治仪软件——声音感知模块进行训练（如图 3-1-3 所示），也可借助康复学习机中的训练资源激发儿童发音行为。训练过程中应记录儿童的训练情况以实时

视频

发声诱导讲解

监控训练效果（见表3-1-3），示例见表3-1-4。

有关"发声诱导"的补充内容请见数字资源。

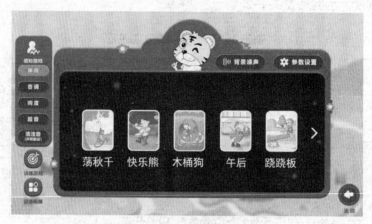

图 3-1-3　言语矫治仪软件—声音感知

表 3-1-3　发声诱导实时监控表

时间	训练类型	内容	训练结果				
			无应答	回应式共同注意	发起式共同注意	模仿发声	自主发声
	□ 发声诱导	感知：□ 声音 □ 音调 □ 响度 □ 起音 产生：□ 声音 □ 音调 □ 响度 □ 起音					
	□ 辅助沟通	主题内容：_____ 版式选择：□ 1×3 □ 2×3 □ 3×6 符号形式：□ 图片＋文字 □ 图片 □ 文字 音乐干预：□ 低频段 □ 中频段 □ 高频段					

表 3-1-4　发声诱导实时监控表示例

时间	训练类型	内容	训练结果				
			无应答	回应式共同注意	发起式共同注意	模仿发声	自主发声
2019年 2月 21日	☑ 发声诱导	感知：☒ 声音 □ 音调 □ 响度 □ 起音 产生：☒ 声音 □ 音调 □ 响度 □ 起音			√		
	□ 辅助沟通	主题内容：_____ 版式选择：□ 1×3 □ 2×3 □ 3×6 符号形式：□ 图片＋文字 □ 图片 □ 文字 音乐干预：□ 低频段 □ 中频段 □ 高频段					

核心词语的康复治疗及实时监控

词语理解与表达能力训练主要适用于语言水平处于有意识交流阶段和单词句阶段的儿童。词语训练在儿童语言康复训练中具有重要的意义。在儿童语言发育过程中，最早出现的语言形式就是词语，且研究结果显示，儿童最初产生的 50 个词中，大部分词语为单音节词及叠词。根据儿童语言发展规律，在进行词语康复治疗时，为确保治疗能够有条不紊地开展，选择适当的核心词语作为目标词是治疗的第一步。

一、核心词语障碍测试

核心词语障碍测试主要通过早期语言障碍评估与干预仪软件进行，内容包含 134 个名词、50 个动词和 54 个形容词，依据类别及习得难易程度划分为 4 个单元。当儿童在词语理解能力评估中的正确率低于 60% 时，可直接进行选词训练；若正确率不低于 60%，采用第一单元，分别进行名词与动词的理解与表达测试（如图 3-2-1 所示），后续评估内容随训练内容的变化而变化，第一单元选词内容见表 3-2-1。

核心词语康复训练借助早期语言障碍评估与干预仪软件，通过核心词语障碍测试、词语认识、词语探索和词语沟通、词语认知、言语语言综合训练等 6 个环节开展康复训练并进行实时监控。

核心词语障碍测试
彩图汇总

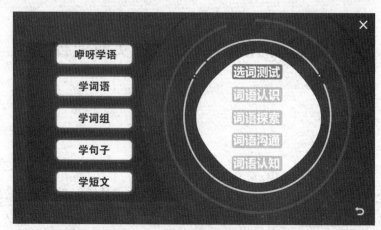

A. 界面

B. 内容选择界面

图 3-2-1　早期语言障碍评估与干预仪软件—核心词语障碍测试

表 3-2-1　核心词语康复训练选词测试表：理解能力测试（第一单元）记录表示例

用户姓名：李某				测试日期：2019 年 11 月 3 日			
测试单元：第一单元				测试项目：词语理解能力测试			
常见人称		食物		身体部位		简单动作			
词语	得分	词语	得分	词语	得分	词语	得分	词语	得分
爸爸	1	果汁		嘴巴		飞		爬	
妈妈	1	牛奶		眼睛		踢		跳	
宝宝	1	饼干		耳朵		推		跑	
爷爷	0	苹果		脚		拉		游	
奶奶	0	面包		手		滚		拍	

续表

常见人称		食物		身体部位		简单动作			
词语	得分	词语	得分	词语	得分	词语	得分	词语	得分
哥哥	0	玉米		鼻子		哭		吃	
姐姐	1	糖果		手指		抱		喝	
弟弟	0	米饭		腿		吻		倒	
妹妹	1	鸡蛋		头发		擦		走	
叔叔	0	馒头		眉毛		笑		洗	
总分	5/10	总分	未测/10	总分	未测/10	总分		未测/20	

二、词语认识训练

词语认识训练是通过语音提示和用图片呈现物体或动作的典型形象，在词语的语音和语义之间建立对应关系，以便儿童认识核心词语的基本含义，并通过多层次练习解决听觉感知、听觉记忆问题。

训练方法如下。

可打开早期语言障碍评估与干预仪软件，选择"词语认识"版块。训练内容按照难易程度分为启蒙训练、初级训练、中级训练和高级训练，选择适合的内容进行训练（如图 3-2-2 所示），并将训练的结果及时记录于实时监控表（见表 3-2-2）中。

也可打开综合康复支持（早期语言）软件—家，选择"认识"版块。结合训练内容，通过"学一学""配一配""练一练"进行训练（如图 3-2-3 所示）。

康复工具：言语障碍康复设备（医疗器械分类目录 19 01 04），早期语言障碍评估与干预仪软件、综合康复支持（早期语言）软件。

词语认识训练
彩图汇总

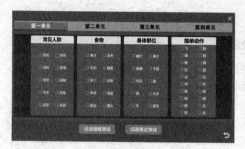

A. 内容选择界面   B. 训练界面

图 3-2-2 早期语言障碍评估与干预仪软件—词语认识

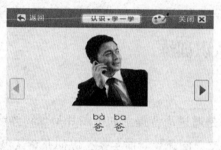

A. 学一学

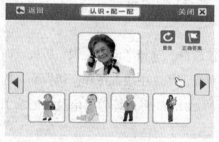 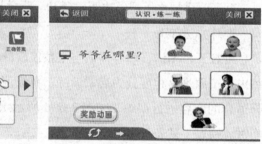

B. 配一配   C. 练一练

图 3-2-3 综合康复支持（早期语言）软件—认识

表 3-2-2 词语认识训练实时监控表示例

用户姓名：李某		训练日期：2019 年 11 月 4 日	
训练项目：词语认识	目标正确率：80%		应答时限（秒）：5
训练难度	☐ 启蒙训练 ☑ 初级训练 ☐ 中级训练 ☐ 高级训练		
目标词语	平均反应时（秒）		训练正确率
爸爸	4.98		2/2
妈妈	4.32		2/2

续表

目标词语	平均反应时（秒）	训练正确率
爷爷	12.81	1/2
奶奶	3.85	2/2
总平均反应时（秒）：6.49	总正确率：7/8=87.50%	

三、词语探索训练

词语探索训练将"认识"训练中学过的核心词语放到生活情景中，让儿童探索和发现这些词语所指的对象，帮助儿童加深对核心词语的理解，有助于儿童在生活中熟练运用这些词语，并通过场景模拟解决迁移和再认问题。

训练方法如下。

可打开早期语言障碍评估与干预仪软件，选择"词语探索"版块。按照训练形式，词语探索分为搜寻名词、搜寻名词和描述、辨别名词以及辨别描述，选择适合的内容进行训练（如图3-2-4所示）。由于搜寻名词、搜寻名词和描述这两个训练项目主要目的是激发儿童的探索兴趣，因此不进行实时监控，主要对辨别名词以及辨别描述进行实时监控，将训练的结果及时记录于实时监控表（见表3-2-3）中。

也可打开综合康复支持（早期语言）软件—家，选择"探索"版块。结合训练内容，通过"学一学""练一练"进行训练（如图3-2-5所示）。

康复工具：言语障碍康复设备（医疗器械分类目录19 01 04），早期语言障碍评估与干预仪软件、综合康复支持（早期语言）软件。

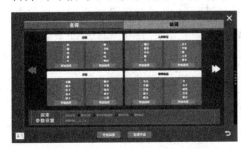

A. 内容选择界面

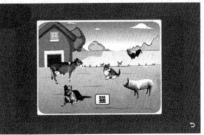

B. 训练界面

图片
词语探索训练
彩图汇总

图3-2-4 早期语言障碍评估与干预仪软件—词语探索

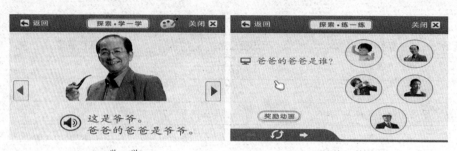

A. 学一学   B. 练一练

图 3-2-5　综合康复支持（早期语言）软件—探索

表 3-2-3　词语探索训练实时监控表示例

用户姓名：李某	训练日期：2019 年 11 月 5 日
训练项目：词语探索	应答时限（秒）：5
训练类型	□ 辨别名词　☑ 辨别描述
目标词语	**训练正确率**
爷爷	2/5
奶奶	1/3
爸爸	5/8
妈妈	6/8
宝宝	5/8
总正确率：19/32=59.38%	

四、词语沟通训练

　　词语沟通训练把"认识"训练中学过的核心词语放进句子中，通过互动的形式，让儿童自由地运用这些核心词语，并培养儿童的沟通意识，使其初步感知句子结构。

　　训练方法如下。

　　可打开早期语言障碍评估与干预仪软件，选择"词语沟通"版块。训练内容按照形式分为图片匹配、词语识别、词语种类和相互交流，选择适合的内容进行训练（如图 3-2-6 所示）。由于相互交流的主要目的是激发儿童的沟通意识，因此不进行实时监控，主要对图片匹配、词语识别和词语种类进行实时监控，将训练的结果及时记录于实时监控表（见表 3-2-4）中。

也可打开综合康复支持（早期语言）软件—家，选择"沟通"版块（如图 3-2-7 所示）。结合训练内容，提高儿童的沟通意识。

也可打开辅助沟通训练软件，选择相应的词组结构进行词语的理解与表达训练（如图 3-2-8 所示）。

康复工具：言语障碍康复设备（医疗器械分类目录 19 01 04），早期语言障碍评估与干预仪软件、综合康复支持（早期语言）软件、辅助沟通训练软件。

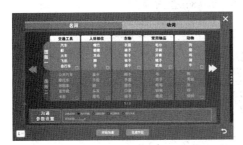
A. 内容选择界面

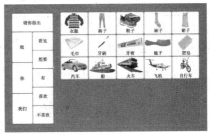
B. 训练界面

图片

词语沟通训练彩图汇总

图 3-2-6 早期语言障碍评估与干预仪软件—词语沟通

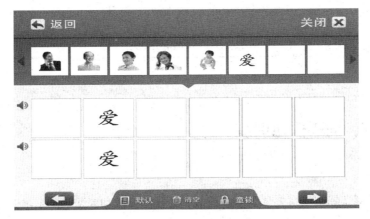

图 3-2-7 综合康复支持（早期语言）软件—沟通

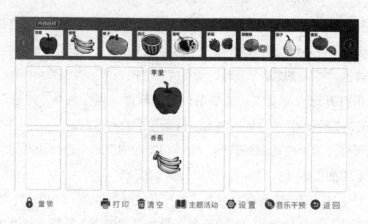

图 3-2-8　辅助沟通训练软件—词语沟通

表 3-2-4　词语沟通训练实时监控表示例

用户姓名：李某		训练日期：2019 年 11 月 7 日	
训练项目：词语沟通		应答时限（秒）: 5	
训练类型		☐ 图片匹配　☑ 词语识别　☐ 词语种类	
目标词语	训练次数		正确次数
爷爷	6		3
奶奶	5		2
爸爸	6		6
妈妈	5		5
宝宝	2		2
总正确率：18/24=75.00%			

五、词语认知训练

词语认知训练主要从物体的功能、特征、分类和匹配等 4 个维度加深儿童对核心词语的理解，解决由认知层面的原因造成的词语理解和使用障碍。

训练方法如下。

打开早期语言障碍评估与干预仪软件，选择"词语认知"版块。训练内容主要包括功能、特征、分类和匹配 4 类（如图 3-2-9 所示），按照难易程度分为启蒙训练、初级训练、中级训练和高级训练，选择适合的内容进行训练，并分别将训练的结果及时记录于实时监控表（见表3-2-5）中。

康复工具：言语障碍康复设备（医疗器械分类目录19 01 04），早期语言障碍评估与干预仪软件。

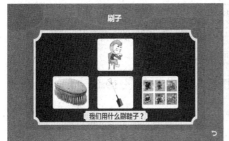

A. 功能训练

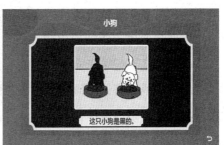

B. 特征训练

图　片

词语认知训练
彩图汇总

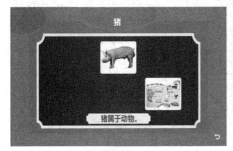

C. 分类训练

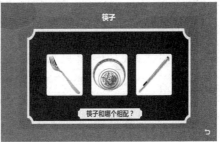

D. 匹配训练

图 3-2-9　早期语言障碍评估与干预仪软件—词语认知

表 3-2-5　词语认知训练实时监控表示例

用户姓名：李某		训练日期：2019 年 11 月 7 日	
训练项目：有，没有	目标正确率：80%		应答时限（秒）：5
训练难度	☐ 启蒙训练　☑ 初级训练　☐ 中级训练　☐ 高级训练		
训练目标	平均反应时（秒）		训练正确率
鱼缸"有 / 没有"小鱼	3.36/3.89		1/1—1/1
木板"有 / 没有"东西	3.78/3.74		1/1—1/1
衣橱"有 / 没有"衣服	6.50/3.74		1/1—1/1
总平均反应时（秒）：4.17	总正确率：6/6=100.00%		

视 频

言语语言综合
训练讲解

PPT 资源

言语语言综合
训练

六、言语语言综合训练

言语语言综合训练主要是为口语表达服务，因此需要在儿童有一定理解能力的基础上，通过将核心词语结合停顿起音、音节时长、音调变化和响度变化等4个训练方法进行言语语言综合训练。

主要是通过言语矫治仪软件或言语语言综合训练仪软件来完成，在训练后将测试结果记录于实时监控表（见表3-2-6）中。

康复工具：言语障碍康复设备（医疗器械分类目录19 01 04）、言语矫治仪软件、言语语言综合训练仪软件。

表3-2-6 言语语言综合训练实时监控表示例

日期	发音状态	词语内容	训练结果	差异
2019年 12月7日	停顿起音（习惯—缓慢）	爸爸	1.01秒	2.45秒	Y
	音节时长（习惯—延长）			
	音调变化（习惯—□高/□低）			
	响度变化（习惯—□高/□低）			

1. 记录说明：差异明显记"Y"，差异不明显记"N"。先主观评估，有明显主观差异后进行客观评估。若客观测量差异明显可不再进行训练。响度变化只根据主观听感进行评估，不做客观测量。
2. 高音调者：记录（习惯—低）；低音调、正常音调者：记录（习惯—高）。
3. 差异明显是指二次测量差异不低于20%。
4. "停顿起音"的记录单位是"秒"；"音节时长"的记录单位是"秒"；"音调变化"的记录单位是"赫兹"。

（一）停顿起音

可结合呼吸放松训练进行停顿变化的感知训练和控制训练。呼吸放松训练是指通过单臂划圈和双臂划圈认识正常吸气和深吸气，从而让患者感知不同停顿并在不同停顿状态下发声。同时可以结合言语矫治仪软件中的"起音感知"板块或"停顿起音"版块作为训练的视觉反馈，帮助儿童更好地感知和控制不同的起音（如图3-2-10，图3-2-11所示）。

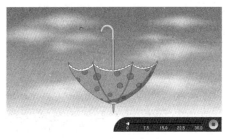

A. 起音之前，伞中没有小动物　　　　B. 第一次起音时，伞中出现一只斑点狗

图 3-2-10　言语矫治仪软件—起音感知

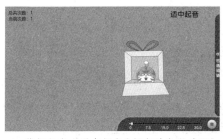 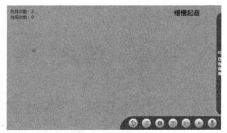

A. 停顿起音—适中起音（起音时出现动画）　　B. 停顿起音—缓慢起音（无动画，等待起音）

图 3-2-11　言语矫治仪软件—停顿起音

（二）音节时长

可结合唱音法进行音节时长变化的感知和控制训练。唱音法是指通过长音、短音以及长短交替的 3 种形式让儿童感知不同的音节时长并进行控制，同时也可结合言语矫治仪软件中的"声音感知"或"音节时长"版块以及言语语言综合训练仪软件作为训练的视觉反馈（如图 3-2-12，图 3-2-13 所示）。

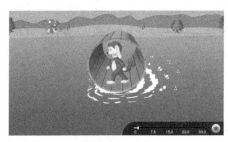 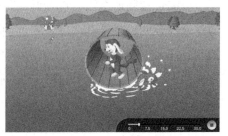

A. 声音感知—无声状态　　　　　　B. 声音感知—发声时，小狗在跑

图片
言语语言综合
训练
彩图汇总

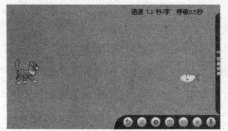
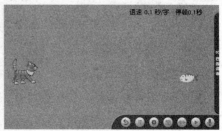

C. 音节时长—长音训练　　　　　D. 音节时长—短音训练

图 3-2-12　言语矫治仪软件—音节时长训练

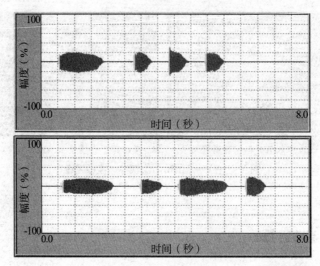

图 3-2-13　言语语言综合训练仪软件—长短音结合

（三）音调变化

可结合音调梯度法进行音调变化的感知和控制训练。音调梯度法是指通过提高音调、降低音调以及转调训练让儿童感知不同的音调变化并进行控制，同时也可结合言语矫治仪软件中的"音调感知"或"音调变化"版块作为训练的视觉反馈（如图 3-2-14，图 3-2-15 所示）。

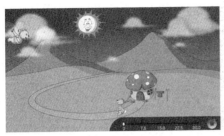

A. 音调升高，小熊飞得高　　　　　B. 音调低时，小熊飞得低

图 3-2-14　言语矫治仪软件—音调感知

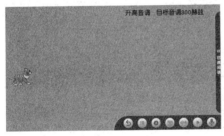
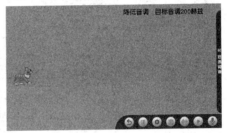

A. 提高音调训练　　　　　　　　B. 降低音调训练

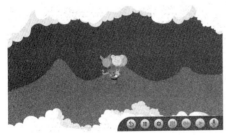
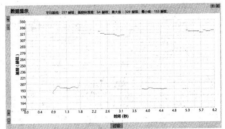

C. 转调训练　　　　　　　　　D. 转调训练结果

图 3-2-15　言语矫治仪软件—音调变化

（四）响度变化

可结合响度梯度法进行响度变化的感知训练。响度梯度法是指通过升高响度、降低响度以及响度变化训练让儿童感知不同的响度变化并进行控制，同时也可结合言语矫治仪软件中的"响度感知"或"响度变化"版块作为训练的视觉反馈（如图 3-2-16，图 3-2-17 所示）。

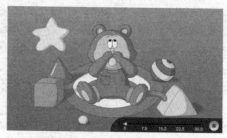

A. 未发音之前，小熊的气球呈未充气状

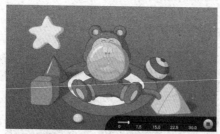

B. 声音响度小，气球的体积就小

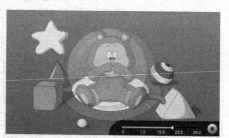

C. 声音响度大，气球的体积就大

图 3-2-16　言语矫治仪软件—响度感知

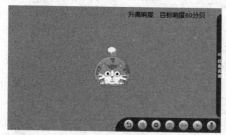

A. 升高响度训练

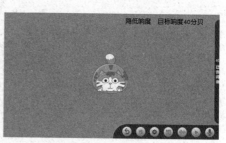

B. 降低响度训练

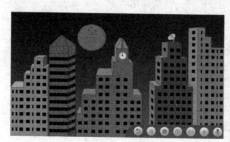

C. 响度变化训练

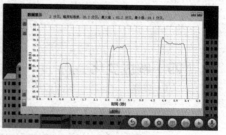

D. 响度变化训练结果

图 3-2-17　言语矫治仪软件—响度变化

词组的康复治疗及实时监控

词组,又称短句、短语,在语法概念中指完整句语中的片段。在日常语言中,一个词组可以是单词的任何聚合;在语言学中,一个词组是单词的一个群组,有时也可以是一个单词;在语法中,词组比句子的等级低,它作为单个的单元起作用。词组理解与表达能力训练主要适用于语言水平处于词语组合阶段的儿童,通过前语言唤醒、词组认识、词组探索、词组沟通等 4 个训练步骤帮助有语言障碍的儿童理解生活中经常出现的动宾词组、主谓词组、偏正词组、并列词组和介宾词组,并培养其运用词组表达日常所需的能力。[①]

一、前语言唤醒训练

词组选择部分的前语言唤醒训练,旨在将与生活相关的核心词语以动画形式呈现,加强儿童的学习兴趣,为词组的理解与表达训练提供兴趣导入。

内容选择:水、交通工具。

训练流程:打开早期语言障碍评估与干预仪软件—前语言唤醒,根据儿童目前的学习内容选择相应的类目(如图 3-3-1 所示)。

康复工具:言语障碍康复设备(医疗器械分类目录 19 01 04),早期语言障碍评估与干预仪软件。

---

① 刘月华. 实用现代汉语语法(增订版)[M]. 北京:商务印书馆,2001:56-57.

图 片

第三章第三节
彩图汇总

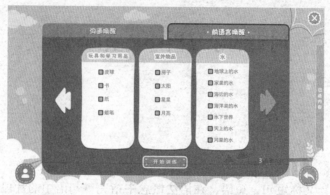

A. 前语言唤醒菜单界面

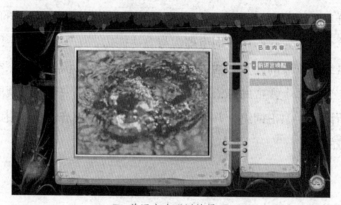

B. 前语言唤醒训练界面

图 3-3-1　早期语言障碍评估与干预仪软件—前语言唤醒

二、词组认识训练

词组是在儿童词汇量增长至一定程度后出现的语言形式，是儿童在掌握句法之前，开始习得语法的一种表现。[①] 词组理解与表达能力的掌握是儿童在语言发展过程中一个必不可少的重要阶段。词组认识训练的目标是让儿童认识词组的基本语法结构，通过大量视听材料感知词语之间的搭配

———————

① 雷江华 . 学前特殊儿童教育 [M] . 武汉：华中师范大学出版社，2008：78-79.

规律，形成初步的语法印象。

　　开展词组训练时，可打开早期语言障碍评估与干预仪软件，选择"词组认识"版块。训练内容按照难易程度分为启蒙训练、初级训练、中级训练和高级训练，应选择合适的内容进行训练（如图3-3-2所示）。训练过程中，治疗师应注意将治疗结果及时填写到实时监控表（见表3-3-1）中，对训练的效果进行实时的记录与监控，保证每一次康复训练都获得相应的成果。

　　康复工具：言语障碍康复设备（医疗器械分类目录19 01 04），早期语言障碍评估与干预仪软件。

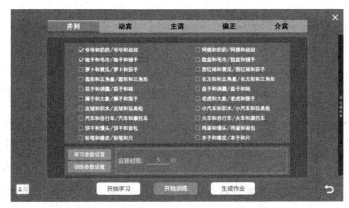

A. 词组认识菜单界面

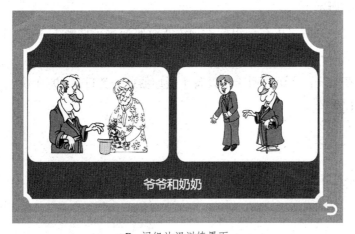

B. 词组认识训练界面

图3-3-2　早期语言障碍评估与干预仪软件—词组认识

表 3-3-1 词组认识训练实时监控表示例

用户姓名：李某		训练日期：2019 年 11 月 9 日	
训练项目：并列词组	目标正确率：80%		应答时限（秒）：5
训练难度	☐ 启蒙训练 ☑ 初级训练 ☐ 中级训练 ☐ 高级训练		
目标词组	**平均反应时（秒）**		**训练正确率**
爷爷和奶奶 / 爷爷和叔叔	5.69		2/2
阿姨和奶奶 / 阿姨和叔叔	6.59		2/2
总平均反应时（秒）：6.14		总正确率：4/4=100.00%	

三、词组探索训练

词组探索训练，旨在让儿童将词组表达与某些固定的生活场景相联系，在交互式情境下感知词组表达的含义，并练习用词组进行语言表达。开展词语探索训练时，可打开辅助沟通训练仪软件，选择主题与目标词组相近的组块（如与动宾词组对应的"动词＋名词"）进行练习，帮助儿童尽快认识词组，并通过患者点治疗师做、治疗师说患者做、治疗师说患者找、患者说治疗师找等形式进行词组与图片、词组与动作的探索游戏（如图 3-3-3 所示）。

每次训练后，可在词组探索训练实时监控表（见表 3-3-2）中记录相应的训练内容与训练结果。

康复工具：言语障碍康复设备（医疗器械分类目录 19 01 04），辅助沟通训练仪软件。

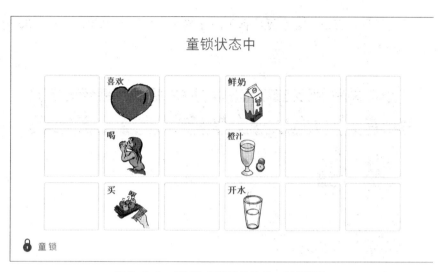

图 3-3-3 辅助沟通训练仪软件—词组探索

表 3-3-2 词组探索训练实时监控表示例

用户姓名：李某	训练日期：2019 年 11 月 7 日
训练项目：动宾词组	应答时限（秒）：5
目标词组	训练正确率
喝开水	1/1
买鲜奶	1/1
喜欢果汁	1/1
喝果汁	1/1
总正确率：4/4=100.00%	

四、词组沟通训练

词组沟通训练的目标是让儿童将习得的词组运用到日常生活中。词组沟通训练应注意启发儿童的口语表达与交流，开展训练时，可打开辅助沟通训练仪软件，选择相应的词组结构进行词组的理解与表达训练（如图 3-3-4 所示），并将训练的结果及时记录于实时监控表（见表 3-3-3）中。

康复工具：言语障碍康复设备（医疗器械分类目录 19 01 04），辅助沟通训练仪软件。

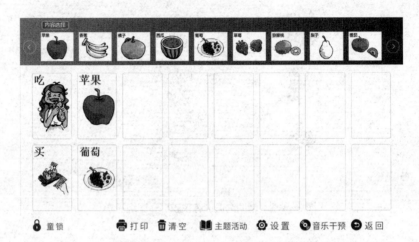

图 3-3-4   辅助沟通训练仪软件—词组沟通

表 3-3-3   词组沟通训练实时监控表示例

用户姓名：李某		训练日期：2019 年 11 月 10 日	
训练项目：并列词组		应答时限（秒）：5	
目标词组		训练正确率	
苹果和香蕉		1/1	
西瓜和草莓		1/1	
葡萄和橘子		1/1	
总正确率：3/3=100.00%			

句子的康复治疗及实时监控

句子是语言运用的基本单位，是一个语法上自成体系的单位，[①] 它由一个词或句法上有关联的一组词构成，能表达一个完整的意思，[②] 如告诉别人一件事，提出一个问题，表示要求或者制止，表示某种感慨，表示一段话的延续或省略等。为了把意思表达清楚，句子通常包括两部分：一部分是"谁"或"什么"（主语部分）；另一部分是"是什么""怎么样""做什么"（谓语部分）。

句子的理解与表达能力训练主要适用于语言水平处于早期造句阶段和熟练造句阶段的儿童，[③] 通过句子认识、句子探索、句子沟通和句子认知等4个训练步骤，培养儿童对简单句（主语对比、宾语对比、谓语对比、主宾置换）和特殊句（可逆句、存现句、是字句、把字句、被字句）的理解，以及运用所学句子表达日常所需的能力。

一、句子认识训练

作为句子的理解与表达训练中的初始阶段，句子认识训练是对简单句和特殊句的感知训练。训练通过提供丰富的视听刺激，以图文并茂的形式让儿童认识如可逆句、存现句、是字句、把字句、被字句等句型。开展句

① 李福印.认知语言学概论 [M].北京：北京大学出版社，2008：78-79.

② 邵敬敏.现代汉语通论 [M].上海：上海教育出版社，2001：67-68.

③ 世界卫生组织（WHO）康复协作中心.言语特殊困难儿童沟通能力康复训练手册 [M].香港复康会，中山大学出版社本丛书项目组编译，广州：中山大学出版社，2015：34-35.

子认识训练时，可打开早期语言障碍评估与干预仪软件，选择"句子认识"版块。训练内容按照难易程度分为启蒙训练、初级训练、中级训练和高级训练，应选择合适的内容进行训练（如图 3-4-1 所示），并将训练的结果及时记录于实时监控表（见表 3-4-1）中。

康复工具：言语障碍康复设备（医疗器械分类目录 19 01 04），早期语言障碍评估与干预仪软件。

图 片

第三章第四节
彩图汇总

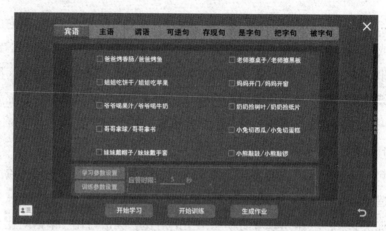

A. 句子认识菜单界面

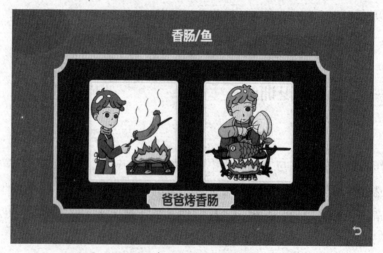

B. 句子认识训练界面

图 3-4-1　早期语言障碍评估与干预仪软件—句子认识

表 3-4-1　句子认识训练实时监控表示例

用户姓名：李某		训练日期：2019 年 12 月 3 日	
训练项目：宾语对比	目标正确率：80%		应答时限（秒）：5
训练难度	☐ 启蒙训练　☑ 初级训练　☐ 中级训练　☐ 高级训练		
目标句子	平均反应时（秒）		训练正确率
爸爸烤香肠 / 鱼	0.67/1.37		1/1—1/1
姐姐吃饼干 / 苹果	2.60/0.99		0/1—1/1
爷爷喝果汁 / 牛奶	1.67/2.18		1/1—0/1
总平均反应时（秒）：1.58	总正确率：4/6=66.67%		

二、句子探索训练

句子探索训练是句子理解与表达训练的第二阶段，是进一步提升儿童句子理解与表达能力的重要训练步骤。该部分训练旨在让儿童通过情境交互充分辨识不同句子所表达的不同意思。开展句子探索训练时，可打开辅助沟通训练仪软件，选择主题与目标句相近的组块进行练习，让儿童通过"认一认""找一找""演一演"等游戏加深对句子的理解，探索和辨识不同句子代表的意思（如图 3-4-2 所示）。训练后，将训练结果及时记录于句子探索训练实时监控表（见表 3-4-2），可将"认一认""找一找""演一演"等填入训练项目中。

康复工具：言语障碍康复设备（医疗器械分类目录 19 01 04），辅助沟通训练仪软件。

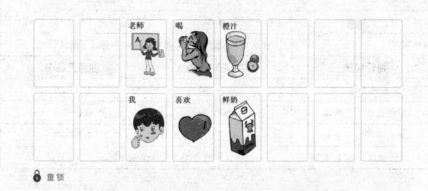

图 3-4-2　辅助沟通训练仪软件—句子探索

表 3-4-2　句子探索训练实时监控表示例

用户姓名：李某	训练日期：2019 年 12 月 9 日
训练项目：句子探索	应答时限（秒）：5
目标句子	**训练正确率**
老师喝果汁	1/1
老师喜欢鲜奶	0/1
我喝果汁	0/1
我喜欢鲜奶	1/1
总正确率：2/4＝50.00%	

三、句子沟通训练

开展句子沟通训练时，可打开辅助沟通训练仪软件，选择与主题相近的相应的句子结构进行句子的理解与表达训练（如图 3-4-3 所示），并将训练的结果及时记录于实时监控表（见表 3-4-3）中。

康复工具：言语障碍康复设备（医疗器械分类目录 19 01 04），辅助沟通训练仪软件。

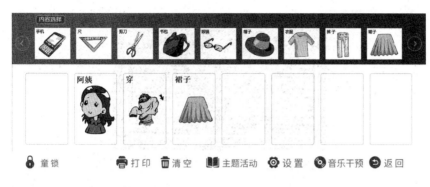

图 3-4-3　辅助沟通训练仪软件—句子沟通

表 3-4-3　句子沟通训练实时监控表示例

用户姓名：李某	训练日期：2019 年 12 月 6 日
训练项目：宾语对比	应答时限（秒）：5
目标句子	**正确率**
阿姨穿裙子	1/1
阿姨穿裤子	1/1
总正确率：2/2=100.00%	

四、句子认知训练

　　句子认知训练通过观察的形式，在情境中帮助儿童强化"多了什么"和"有什么不同"两种句型，进一步提高儿童的句子表达能力。开展训练时，可打开早期语言障碍评估与干预仪软件，选择"句子认知"版块。训练内容主要包括"多了什么"和"有什么不同"两种句型（如图 3-4-4 所示），训练形式分为同时型加工和继时型加工，应选择合适的内容进行训练，并分别将训练的结果及时记录于实时监控表（见表 3-4-4）中。

　　康复工具：言语障碍康复设备（医疗器械分类目录 19 01 04），早期语言障碍评估与训练仪软件。

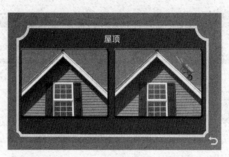

A. 同时型加工

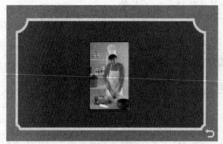

B. 继时型加工—参照图   C. 继时型加工—目标图

图 3-4-4　早期语言障碍评估与干预仪软件—句子认知

表 3-4-4　句子认知训练实时监控表示例—多了什么

用户姓名：李某		训练日期：2019 年 12 月 3 日	
训练项目：多了什么	目标正确率：80%		应答时限（秒）：5
训练类型	☑ 同时型训练　□ 继时型训练		
训练难度	□ 启蒙训练　□ 初级训练　☑ 中级训练　□ 高级训练		
内容		正确率	
屋顶		1/1	
厨师切菜		1/1	
总正确率：2/2=100.00%			

短文的康复治疗及实时监控

短文训练适用于词语派生阶段之后的儿童。[1] 这个阶段的儿童已经掌握了基本句法，需要进一步提高的是语言的综合运用能力。短文训练主要通过短文认识来开展康复训练并进行实时监控，在该训练中，要充分激发儿童的语言表达能力，并注意其语言使用的规范性。

开展短文认识训练时，可打开早期语言障碍评估与干预仪软件，选择"学短文"版块。训练内容按照难易程度分为启蒙训练、初级训练、中级训练和高级训练，应选择合适的内容进行训练（如图3-5-1所示）。在训练时，要监控训练项目、目标准确率、目标短文、语言难度以及有效平均反应时，从儿童的时间反馈上考核儿童的训练成果，确保每次训练均可达到相应的训练目标。短文认识训练实时监控表及示例分别见表3-5-1和表3-5-2。

康复工具：言语障碍康复设备（医疗器械分类目录19 01 04），早期语言障碍评估与干预仪软件。

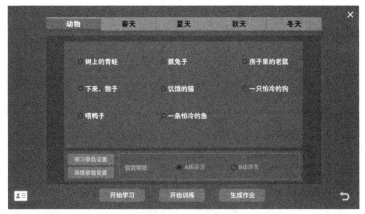

A. 短文认识菜单界面

图 片

第三章第五节
彩图汇总

---

① 韦小满. 特殊儿童心理评估 [M]. 北京：华夏出版社，2006.

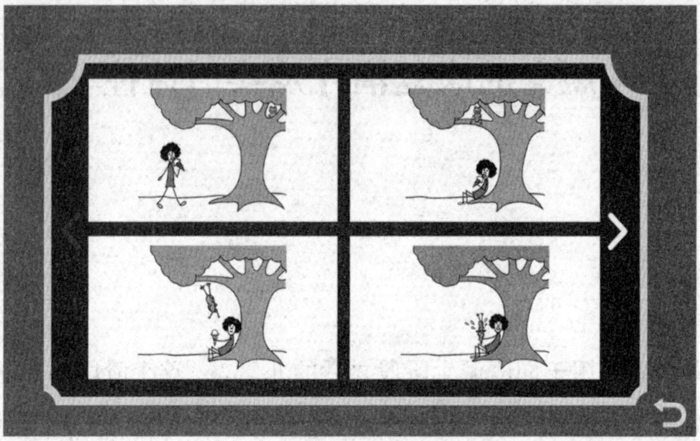

B. 短文认识训练界面

图 3-5-1　早期语言障碍评估与干预仪软件—学短文

表 3-5-1　短文认识训练实时监控表

用户姓名：		训练日期：	
训练项目：	目标正确率：		应答时限（秒）：
训练难度	□启蒙训练　□初级训练　□中级训练　□高级训练		
语言难度	□A级语言　□B级语言		
目标短文	**有效平均反应时（秒）**		**训练正确率**
总平均反应时（秒）：		总正确率：　/　=　%	

表 3-5-2　短文认识训练实时监控表示例

用户姓名：李某		训练日期：2019 年 12 月 19 日	
训练项目：动物	目标正确率：80%		应答时限（秒）：5
训练难度	□启蒙训练　□初级训练　□中级训练　☑高级训练		
语言难度	☑A级语言　□B级语言		
目标短文	**有效平均反应时（秒）**		**训练正确率**
树上的青蛙	10.38		3/4
总平均反应时（秒）：10.38		总正确率：3/4=75.00%	

PART 6

ICF 儿童语言治疗短期目标监控

短期监控是指在阶段训练中，根据儿童能力选择相应的训练内容，并对该训练内容进行康复效果监控，确保康复训练的有效性，一般在治疗的中期进行。在完整的康复进程中，短期监控可以为治疗师及时调整康复治疗内容，制订更加符合患者需要的个别化康复方案提供客观依据，是规范化治疗流程中一个必不可少的环节。在康复训练过程中，要做好短期目标完成情况的监控，确保康复训练的有效性。下面以口语理解（b16700）中的词语理解训练的短期目标监控表为例（见表3-6-1），讲解如何进行康复效果的短期监控。

首先，治疗师通过对整个康复进程的判断，找到合适的介入短期监控的时间；其次，在执行短期监控时，使用的评估材料与精准评估一致，即口语理解功能测量项目中的词语理解；最后，短期监控可以多次反复进行，作为每个康复阶段的阶段性检查，记录康复进程，为康复疗效评价提供量化依据。值得注意的是，在短期监控中，既包括量化的测量参数记录，也包括通过 ICF 限定值等级判定的损伤程度信息。

测量工具：言语障碍康复设备（医疗器械分类目录 19 01 04），早期语言障碍评估与干预仪软件。

表 3-6-1　儿童语言障碍康复训练的短期目标监控表示例

日期	名词	动词	形容词	总分	损伤程度	
2019 年 11 月 2 日	73.68%	45.45%	20.00%	57.14%	初始值	2
					目标值	1
2019 年 11 月 19 日	84.21%	54.54%	60.00%	71.43%	最终值	1

ICF 儿童语言疗效评价

对患者开展一段时间的语言治疗后，再次使用治疗前所选择的类目及评估指标对患者的功能水平进行描述，并将评估结果转化为 ICF 限定值填入疗效评价表（见表 3-7-1）中。利用疗效评价表可量化地监控治疗效果，并为后续治疗提供参考和依据。此过程称为疗效评价。疗效评价是对患者整个康复效果进行的总结，是对治疗师工作成效的检验，更是规范化治疗流程中不可或缺的重要内容。ICF 儿童语言疗效评价表还可用于多部门合作，在为个案制订多部门合作计划时，提供患者语言康复的相关信息。

填写评价表时，按照 ICF 评估惯例，在从"0"开始至限定值所在的格子里涂上阴影。阴影面积的大小代表损伤程度，面积越大说明损伤程度越严重，阴影面积减少得越多，说明损伤得到的改善越多。在多重损伤的个案中，有的损伤功能暂不处理，则无须填写相关的评估内容，见表 3-7-1 中双音节词时长和双音节词基频的部分，其中期评估和末期评估暂不填写。

表 3-7-1　ICF 儿童语言疗效评价表示例

ICF 类目组合		初期评估 ICF 限定值 问题					目标值	中期评估（康复5周）干预	ICF 限定值 问题					目标达成	末期评估（康复9周）干预	ICF 限定值 问题					目标达成
		0	1	2	3	4			0	1	2	3	4			0	1	2	3	4	
b16700 口语理解	词语理解						0	√						×	√						×
	句子理解						1	√						×	√						√

ICF 类目组合		初期评估						目标值	中期评估（康复5周）						目标达成	末期评估（康复9周）						目标达成
		ICF 限定值							干预	ICF 限定值						干预	ICF 限定值					
		问题								问题							问题					
		0	1	2	3	4				0	1	2	3	4			0	1	2	3	4	
b16710 口语表达	双音节词时长																					
	双音节词基频																					
	词语命名							1	√						×	√						√
	句式仿说							1	√						×	√						×
	看图叙事							2	√						×	√						√

第四章

儿童语言治疗个别化康复案例

4

个别化康复具有针对性强、功能恢复效率高的特点，是教育康复的主要形式之一，对功能障碍严重、执行能力较差的儿童尤其重要。通过前三章课程的学习，未来的言语治疗师已经基本掌握儿童语言功能治疗的核心部分：儿童语言功能的评估与治疗。本章以个别化案例分析的形式，阐述如何对常见语言障碍儿童（发育迟缓儿童、听力障碍儿童、脑瘫儿童和孤独症儿童）进行语言功能评估、治疗和监控。本章将巩固学习者在儿童语言功能治疗中的关键技能，使其能将这些技能融会贯通地运用于不同类型的语言障碍儿童，为其将来走上教育康复岗位积累更多的实践技能。

发育迟缓儿童的语言治疗个别化康复案例

一、患者基本信息

顾某某，男，3 岁，发育迟缓。饮食方面：以较软的食物为主。言语方面：基本无言语交流，言语清晰度较差，仅掌握音位 /b/、/m/，构音处于第一阶段。语言方面：能理解常用的名词和日常指令，仅会表达"爸""妈"等简单称谓和要求。认知方面：对颜色、形状、数字等概念的认知能力较差。口部触觉感知与运动能力：未见明显异常。

二、精准评估结果

表 4-1-1　词语理解评估结果

	名词	动词	形容词	总分
正确率	13/19=68.42%	5/11=45.45%	1/5=20.00%	19/35=54.29%
实际年龄	3 岁		相对年龄	3 岁以下

结果分析与建议
词语理解正确率： 54.29 %，相对年龄： 3 岁以下
1. 名词理解正确率： 68.42 %
已理解的名词有：火车，鞋子，警车，爸爸，动物，冰淇淋，彩虹，圆形，太阳，冬天，生日，小鸟，瓶子
未理解的名词有：老人，空调，凉鞋，胸，公路，鞭炮
2. 动词理解正确率： 45.45 %
已理解的动词有：打伞，敲，推，拍（皮球），举
未理解的动词有：吹，上楼，倒，跳，打针，擦
3. 形容词理解正确率： 20.00 %
已理解的形容词有：高
未理解的形容词有：快，直的，伤心，硬

表4-1-2 句子理解评估结果

	无修饰句	简单修饰句	特殊句式	总分
正确率	3/4=75.00%	4/13=30.77%	1/6=16.67%	8/23=34.78%
实际年龄	3 岁		相对年龄	3 岁以下

结果分析与建议

句子理解正确率： 34.78 %，相对年龄：3 岁以下

1. 无修饰句理解正确率： 75.00 %

已理解的无修饰句有：小明画苹果，小明开汽车，小红有汽车

未理解的无修饰句有：小明在房间里

2. 简单修饰句理解正确率： 30.77 %

已理解的简单修饰句有：晚上小明唱歌，小明有红色的汽车，小明在房间玩汽车，小明拿着两辆红色的汽车

未理解的简单修饰句有：车开过来了，胖胖的男孩有汽车，小明吃完了苹果，小明摔碎了红色的杯子，晚上小明在房间里唱歌，戴眼镜的男孩拿着红色的汽车，穿红衣服的小明在房间里玩汽车，小明在房间外画好了苹果，小明刚要吃苹果

3. 特殊句式理解正确率： 16.67 %

已理解的特殊句式有：小红把椅子推倒了

未理解的特殊句式有：椅子被小明放好了，小明追小红，小明把小红逗笑了，小明被小红推倒了，椅子比方桌子矮

表4-1-3 词语命名评估结果

	名词	动词	形容词	量词	总分
正确率	2/33=6.06%	1/15=6.67%	0/16=0.00%	0/1=0.00%	3/65=4.62%
实际年龄	3 岁		相对年龄：	3 岁以下	

结果分析与建议

词语命名正确率： 4.62 %，相对年龄：3 岁以下

1. 名词命名正确率： 6.06 %

命名正确的名词有：肚子，玉米

命名错误的名词有：楼梯，企鹅，垃圾桶，自行车，冰箱，薯条，彩虹，礼物，动物园，菠萝，医生，窗户，雨衣，茄子，蔬菜，扣子，吹风机，奖杯，消防员，小偷，衣架，骆驼，冬天，中国，浴缸，光盘，洒水车，蜜蜂，教室，酒杯，食指

2. 动词命名正确率： 6.67 %

命名正确的动词有：画画

命名错误的动词有：撕，摘，摸，打针，削，盛，烤，堵车，搬，迟到，读书，帮助，批评，扑

3. 形容词正确率： 0.00 %

命名正确的形容词有：暂无能正确命名的形容词

命名错误的形容词有：快，冷，近，硬，矮，橙色，舒服，轻，歪，细，勇敢，难，年轻，危险，健康，难过

4. 量词正确率： 0.00 %

命名正确的量词有：暂无能正确命名的量词

命名错误的量词有：两本书

表 4-1-4　双音节词时频评估结果

平均时长 / 基频	1.00 秒	329 赫兹
实际年龄：3 岁		
结果分析与建议 该儿童的双音节词平均时长为 1.00 秒。 该儿童的双音节词平均基频为 329 赫兹		

三、ICF 功能评估结果

表 4-1-5　ICF 功能评估结果

身体功能，即人体系统的生理功能损伤程度			无损伤	轻度损伤	中度损伤	重度损伤	完全损伤	未特指	不适用
			0	1	2	3	4	8	9
b16700	口语理解（儿童）	词语理解	☐	☒	☐	☐	☐	☐	☐
		句子理解	☐	☒	☐	☐	☐	☐	☐
	对口语信息的解码以获得其含义的精神功能								
	信息来源：☒ 病史　☐ 问卷调查　☒ 临床检查　☐ 医技检查								
	问题描述 　1. 词语理解得分为 54.29% ↓，相对年龄 3 岁以下； 　对词语进行正确理解的精神功能存在轻度损伤。 　2. 句子理解得分为 34.78% ↓，相对年龄 3 岁以下； 　对句子进行正确理解的精神功能存在轻度损伤。 **进一步描述** 　1. 词语理解：名词得分 68.42%，动词得分 45.45%，形容词得分 20.00%。 　训练建议：名词、动词和形容词理解正确率未达到 80.00%，建议进行该类词语的认识、探索和沟通训练。 　2. 句子理解：无修饰句得分 75.00%，简单修饰句得分 30.77%，特殊句式得分 16.67%。 　训练建议：简单修饰句和特殊句式理解正确率未达到 80.00%，建议进行该类句型的认识、探索和沟通训练								

续表

身体功能，即人体系统的生理功能损伤程度			无损伤	轻度损伤	中度损伤	重度损伤	完全损伤	未特指	不适用
			0	1	2	3	4	8	9
b16710	口语表达（儿童）	词语命名	☐	☐	☐	☒	☐	☐	☐
		双音节词时长 2cvT	☒	☐	☐	☐	☐	☐	☐
		双音节词基频 2cvF$_0$	☒	☐	☐	☐	☐	☐	☐
	以口语产生有意义的信息所必需的精神功能								
	信息来源：☒ 病史　☐ 问卷调查　☒ 临床检查　☐ 医技检查								
	问题描述 　　1. 词语命名：词语命名得分为 4.62%↓，相对年龄 3 岁以下； 对事物进行正确命名的精神功能存在重度损伤。 　　2. 双音节词时长：双音节词时长为 1.00 秒； 双音节词时长处于正常范围，双音节词时长控制能力正常。 　　3. 双音节词基频：双音节词基频为 329 赫兹； 双音节词基频处于正常范围，双音节词基频控制能力正常。 **进一步描述** 　　1. 词语命名：名词得分 6.06%，动词得分 6.67%，形容词得分 0.00%，量词得分 0.00%。 　　训练建议：名词、动词、形容词和量词命名正确率未达到 80.00%，建议进行该类词语的命名训练								

听力障碍儿童的语言治疗个别化康复案例

一、患者基本信息

王某某，男，4 岁，听力障碍，现双耳佩戴人工耳蜗。听觉方面：处于三条件词语听觉理解阶段，能理解日常指令。言语方面：腹式呼吸，呼吸控制能力较弱，说话时偶有异常停顿，音调偏高，共鸣功能正常，构音处于第三阶段。语言方面：能理解生活常用词语，用肢体动作辅助口语进行交流，能使用简单句表达需求，如"爸爸吃"。认知方面：未见明显异常。

二、精准评估结果

表 4-2-1　词语理解评估结果

	名词	动词	形容词	总分
正确率	15/19=78.95%	7/11=63.64%	2/5=40.00%	24/35=68.57%
实际年龄	4 岁		相对年龄	3 岁

结果分析与建议
词语理解正确率：_68.57_ %，相对年龄：_3 岁_
1. 名词理解正确率：_78.95_ %
已理解的名词有：_火车，鞋子，爸爸，动物，冰淇淋，彩虹，空调，圆形，太阳，生日，冬天，胸，小鸟，瓶子，老人_
未理解的名词有：_警车，凉鞋，公路，鞭炮_
2. 动词理解正确率：_63.64_ %
已理解的动词有：_吹，上楼，敲，推，拍（皮球），举，跳_
未理解的动词有：_打伞，倒，打针，擦_
3. 形容词理解正确率：_40.00_ %
已理解的形容词有：_高，伤心_
未理解的形容词有：_快，直的，硬_

表4-2-2 句子理解评估结果

	无修饰句	简单修饰句	特殊句式	总分
正确率	4/4=100.00%	8/13=61.54%	1/6=16.67%	13/23=56.52%
实际年龄	4 岁		相对年龄	3 岁

结果分析与建议

句子理解正确率: 56.52 %,相对年龄: 3 岁

1. 无修饰句理解正确率: 100.00 %

已理解的无修饰句有:均已理解

2. 简单修饰句理解正确率: 61.54 %

已理解的简单修饰句有:晚上小明唱歌,小明摔碎了红色的杯子,小明拿着两辆红色的汽车,汽车开过来了,小明有红色的汽车,小明在房间玩汽车,胖胖的男孩有汽车,小明吃完了苹果

未理解的简单修饰句有:晚上小明在房间里唱歌,戴眼镜的男孩拿着红色的汽车,穿红衣服的小明在房间里玩汽车,小明在房间外画好了苹果,小明刚要吃苹果

3. 特殊句式理解正确率: 16.67 %

已理解的特殊句式有:小明追小红

未理解的特殊句式有:小红把椅子推倒了,椅子被小明放好了,小明把小红逗笑了,小明被小红推倒了,椅子比方桌子矮

表4-2-3 词语命名评估结果

	名词	动词	形容词	量词	总分
正确率	10/33=30.30%	4/15=26.67%	1/16=6.25%	0/1=0.00%	15/65=23.08%
实际年龄	4 岁		相对年龄	3 岁以下	

结果分析与建议

词语命名正确率: 23.08 %,相对年龄: 3 岁以下

1. 名词命名正确率: 30.30 %

命名正确的名词有:肚子、玉米、楼梯、薯条、冰箱、医生、窗户、消防员、浴缸、蜜蜂

命名错误的名词有:垃圾桶、企鹅、自行车、礼物、菠萝、彩虹、动物园、雨衣、茄子、蔬菜、扣子、吹风机、奖杯、小偷、衣架、骆驼、冬天、中国、光盘、洒水车、教室、酒杯、食指

2. 动词命名正确率: 26.67 %

命名正确的动词有:画画、摘、摸、跳

命名错误的动词有:撕、打针、削、盛、烤、堵车、搬、迟到、读书、帮助、批评

3. 形容词正确率: 6.25 %

命名正确的形容词有:难过

命名错误的形容词有:近、快、冷、硬、矮、橙色、舒服、轻、歪、细、勇敢、难、年轻、危险、健康

4. 量词正确率: 0.00 %

命名正确的量词有:暂无能正确命名的量词

命名错误的量词有:两本书

三、ICF 功能评估结果

表 4-2-4　ICF 功能评估结果

身体功能，即人体系统的生理功能损伤程度		无损伤	轻度损伤	中度损伤	重度损伤	完全损伤	未特指	不适用
		0	1	2	3	4	8	9
b16700　口语理解（儿童）	词语理解	☐	☒	☐	☐	☐	☐	☐
	句子理解	☐	☒	☐	☐	☐	☐	☐

对口语信息的解码以获得其含义的精神功能

信息来源：☒ 病史　☐ 问卷调查　☒ 临床检查　☐ 医技检查

问题描述

　　1. 词语理解得分为 68.57%↓，相对年龄 3 岁；
　　对词语进行正确理解的精神功能存在轻度损伤。
　　2. 句子理解得分为 56.52%↓，相对年龄 3 岁；
　　对句子进行正确理解的精神功能存在轻度损伤。

进一步描述

　　1. 词语理解：名词得分 78.95%，动词得分 63.64%，形容词得分 40.00%。
　　训练建议：名词、动词和形容词理解正确率未达到 80.00%，建议进行该类词语的认识、探索和沟通训练。
　　2. 句子理解：无修饰句得分 100.00%，简单修饰句得分 61.54%，特殊句式得分 16.67%。
　　训练建议：简单修饰句和特殊句式句理解正确率未达到 80.00%，建议进行该类句型的认识、探索和沟通训练

		0	1	2	3	4	8	9
b16710　口语表达（儿童）	词语命名	☐	☐	☐	☒	☐	☐	☐
	双音节词时长 2cvT	☐	☐	☐	☐	☐	☐	☐
	双音节词基频 $2cvF_0$	☐	☐	☐	☐	☐	☐	☐
	句式仿说	☐	☐	☐	☐	☐	☐	☐
	看图叙事	☐	☐	☐	☐	☐	☐	☐

以口语产生有意义的信息所必需的精神功能

信息来源：☒ 病史　☐ 问卷调查　☒ 临床检查　☐ 医技检查

问题描述

　　1. 词语命名：词语命名得分为 23.08%↓，相对年龄 3 岁以下；
　　对事物进行正确命名的精神功能存在重度损伤。

进一步描述

　　1. 词语命名：名词得分 30.30%，动词得分 26.67%，形容词得分 6.25%，量词得分 0.00%。
　　训练建议：名词、动词、形容词和量词命名正确率未达到 80.00%，建议进行该类词语的命名训练

PART 3

脑瘫儿童的语言治疗个别化康复案例

一、患者基本信息

曹某某，男，5岁，脑性瘫痪。饮食方面：偏爱软食。言语方面：呼吸支持不足，说话存在异常停顿，音调偏低，无明显的共鸣问题。语言方面：理解能力优于表达能力，能够理解部分生活中常见的人和物，可以用一些简单的词语表达自己的需求，但仅能表达少数的生活常用词语，如"妈妈""嗯"等。认知方面：能辨识部分颜色和基本图形。

二、精准评估结果

表 4-3-1　词语理解评估结果

	名词	动词	形容词	总分
正确率	9/19=47.37%	10/11=90.91%	2/5=40.00%	21/35=60.00%
实际年龄	5岁		相对年龄	3岁以下

结果分析与建议

词语理解正确率： 60.00%，相对年龄：3岁以下

1. 名词理解正确率： 47.37%

已理解的名词有：火车，鞋子，警车，冰淇淋，圆形，太阳，小鸟，胸，凉鞋

未理解的名词有：爸爸，动物，老人，彩虹，空调，冬天，生日，瓶子，公路，鞭炮

2. 动词理解正确率： 90.91%

已理解的动词有：吹，上楼，打伞，敲，拍，举，倒，跳，打针，擦

未理解的动词有：推

3. 形容词理解正确率： 40.00%

已理解的形容词有：快，直的

未理解的形容词有：高，伤心，硬

表 4-3-2　句子理解评估结果

	无修饰句	简单修饰句	特殊句式	总分
正确率	3/4=75.00 %	5/13=38.46 %	0/6=0.00 %	8/23=34.78 %
实际年龄	5 岁		相对年龄	3 岁以下

结果分析与建议
句子理解正确率：<u>34.78</u>%，相对年龄：<u>3 岁以下</u>
1. 无修饰句理解正确率：<u>75.00 %</u>
已理解的无修饰句有：<u>小明在房间里，小明开汽车，小红有汽车</u>
未理解的无修饰句有：<u>小明画苹果</u>
2. 简单修饰句理解正确率：<u>38.46 %</u>
已理解的简单修饰句有：<u>小明拿着两辆红色的汽车，晚上小明在房间里唱歌，汽车开过来
　　　　　　　　　　了，小明有红色的汽车，戴眼镜的男孩拿着红色的汽车</u>
未理解的简单修饰句有：<u>晚上小明唱歌，小明摔了红色的杯子，小明在房间玩汽车，胖胖
　　　　　　　　　　的男孩有汽车等</u>
3. 特殊句式理解正确率：<u>0.00 %</u>
已理解的特殊句式有：<u>暂无已理解的特殊句式</u>
未理解的特殊句式有：<u>小红把椅子推倒了，椅子被小明放好了，小明追小红，小明把小红
　　　　　　　　　逗笑了，小明被小红推倒了，椅子比方桌子矮</u>

表 4-3-3　词语命名评估结果

	名词	动词	形容词	量词	总分
正确率	11/33=33.33%	2/15=13.33%	3/16=18.75%	0/1=0.00%	16/65=24.62%
实际年龄	5 岁		相对年龄	3 岁以下	

结果分析与建议
词语命名正确率：<u>24.62 %</u>，相对年龄：<u>3 岁以下</u>
1. 名词命名正确率：<u>33.33 %</u>
命名正确的名词有：<u>肚子（肚皮、肚脐），玉米，楼梯，垃圾箱（垃圾桶），薯条，礼物
　　　　　　　（礼物袋），菠萝，医生，窗户（窗、窗子），茄子，骆驼</u>
命名错误的名词有：<u>企鹅，自行车（脚踏车），冰箱，彩虹，动物园（动物中心），雨衣
　　　　　　　（雨披），蔬菜，奖杯（冠军杯），扣子（纽扣、纽子），吹风机（电吹
　　　　　　　风），小偷，消防员（消防员叔叔），衣架（衣服架子），冬天（冬
　　　　　　　季），中国，浴缸（洗澡盆），洒水车，光盘（碟片），蜜蜂，教室，
　　　　　　　食指，酒杯（玻璃杯、红酒杯、高脚杯）</u>
2. 动词命名正确率：<u>13.33 %</u>
命名正确的动词有：<u>撕（撕开、撕烂、撕画），摸（摸头）</u>
命名错误的动词有：<u>画画，摘（摘苹果、采苹果），打针，盛（舀），削，烤（烧烤），搬，
　　　　　　　堵车，迟到（来不及），读书（念书、学习），帮助，批评（骂、生气），
　　　　　　　扑（跳）</u>
3. 形容词命名正确率：<u>18.75 %</u>
命名正确的形容词有：<u>快，矮，橙色（橘色、橘黄色）</u>
命名错误的形容词有：<u>硬（硬的），冷，近，舒服，轻（轻的），细（细细的、细的），
　　　　　　　　歪（歪的），勇敢，难，年轻，危险，难过（不开心），健康（强壮）</u>

续表

4. 量词命名正确率：<u>0.00</u> %
命名正确的量词有：<u>暂无能正确命名的量词</u>
命名错误的量词有：<u>两本书</u>

表 4-3-4　双音节词时频评估结果

平均时长 / 基频	0.47 秒	208.5 赫兹
实际年龄：5 岁		

结果分析与建议
该儿童的双音节词平均时长为 0.47 秒。
该儿童的双音节词平均基频为 208.5 赫兹

表 4-3-5　句式仿说评估结果

	无修饰句			简单修饰句			特殊句式			复句			总分		
	语法	语义	总分	语法	语义	总分	语法	语义	总分	语法	语义	总分	语法	语义	总分
正确率	0.00%	0.00%	0.00%	0.00%	0.00%	0.00%	0.00%	0.00%	0.00%	0.00%	0.00%	0.00%	0.00%	0.00%	0.00%
实际年龄	5 岁				相对年龄				3 岁以下						

结果分析与建议
句式仿说正确率：<u>0.00</u> %，相对年龄：<u>3 岁以下</u>
1. 无修饰句仿说正确率：<u>0.00</u> %
能正确仿说的无修饰句有：<u>暂无能正确仿说的无修饰句</u>
2. 简单修饰句仿说正确率：<u>0.00</u> %
能正确仿说的简单修饰句有：<u>暂无能正确仿说的简单修饰句</u>
3. 特殊句式仿说正确率：<u>0.00</u> %
能正确仿说的特殊句式有：<u>暂无能正确仿说的特殊句式</u>
4. 复句仿说正确率：<u>0.00</u> %
能正确仿说的复句有：<u>暂无能正确仿说的复句</u>

三、ICF 功能评估结果

表 4-3-6　ICF 功能评估结果

身体功能，即人体系统的生理功能损伤程度			无损伤	轻度损伤	中度损伤	重度损伤	完全损伤	未特指	不适用
			0	1	2	3	4	8	9
b16700	口语理解（儿童）	词语理解	☐	☐	☒	☐	☐	☐	☐
		句子理解	☐	☐	☐	☒	☐	☐	☐
	对口语信息的解码以获得其含义的精神功能									
	信息来源：☒ 病史　☐ 问卷调查　☒ 临床检查　☐ 医技检查									
	问题描述 　　1. 词语理解得分为 60.00%↓，相对年龄 3 岁以下； 　　对词语进行正确理解的精神功能存在中度损伤。 　　2. 句子理解得分为 34.78%↓，相对年龄 3 岁以下； 　　对句子进行正确理解的精神功能存在重度损伤。 **进一步描述** 　　1. 词语理解：名词得分 47.37%，动词得分 90.91%，形容词得分 40.00%。 　　训练建议：名词、动词和形容词理解正确率未达到 80.00%，建议进行该类词语的认识、探索和沟通训练。 　　2. 句子理解：无修饰句得分 75.00%，简单修饰句得分 38.46%，特殊句式得分 0.00%。 　　训练建议：无修饰句、简单修饰句和特殊句式理解正确率未达到 80.00%，建议进行该类句型的认识、探索和沟通训练									
			0	1	2	3	4	8	9
b16710	口语表达（儿童）	词语命名	☐	☐	☐	☒	☐	☐	☐
		双音节词时长 2cvT	☐	☐	☒	☐	☐	☐	☐
		双音节词基频 $2cvF_0$	☐	☐	☐	☒	☐	☐	☐
		句式仿说	☐	☐	☐	☒	☐	☐	☐
		看图叙事	☐	☐	☐	☐	☐	☐	☐

身体功能，即人体系统的生理功能损伤程度	无损伤	轻度损伤	中度损伤	重度损伤	完全损伤	未特指	不适用
	0	1	2	3	4	8	9

以口语产生有意义的信息所必需的精神功能

信息来源：☒ 病史　☐ 问卷调查　☒ 临床检查　☐ 医技检查

问题描述

1. 词语命名：词语命名得分为 24.62% ↓，相对年龄 3 岁以下；
对事物进行正确命名的精神功能存在重度损伤。

2. 双音节词时长：双音节词时长为 0.47 秒↓；
双音节词时长控制能力存在中度损伤。

3. 双音节词基频：双音节词基频为 209 赫兹↓；
双音节词基频控制能力存在重度损伤。

4. 句式仿说：句式仿说得分为 0.00% ↓，相对年龄 3 岁以下；
对于语法结构的提取和迁移的精神功能存在完全损伤。

进一步描述

1. 词语命名：名词得分 33.33%，动词得分 13.33%，形容词得分 18.75%，量词得分 0.00%。
训练建议：名词、动词、形容词和量词命名正确率未达到 80.00%，建议进行该类词语的命名训练。

2. 双音节词时长：双音节词时长未达到正常范围。
训练建议：建议结合唱音法进行音节时长的感知和控制训练，同时结合呼吸放松训练进行停顿变化的感知和训练。

3. 双音节词基频：双音节词基频未达到正常范围。
训练建议：建议结合音调梯度法进行音调变化的感知和控制训练，同时结合响度梯度训练进行响度变化的感知和训练。

4. 句式仿说：无修饰句得分 0.00%，简单修饰句得分 0.00%，特殊句式得分 0.00%，复句得分 0.00%。
训练建议：无修饰句、简单修饰句、特殊句式和复句仿说正确率未达到 80.00%，建议进行该类句型的认识、探索和表达训练

孤独症儿童的语言治疗个别化康复案例

一、患者基本信息

贺某某，男，5 岁，孤独症。饮食方面：进食状况未见明显异常。语言方面：语言理解存在障碍，不能理解较长或较为复杂的句子；语言表达存在障碍，句子表达较差。认知方面：能辨识颜色和形状，并且认识时间。

二、精准评估结果

表 4-4-1　词语理解评估结果

	名词	动词	形容词	总分
正确率	11/19=57.89%	4/11=36.36%	1/5=20.00%	16/35=45.71%
实际年龄	5 岁		相对年龄	3 岁以下

结果分析与建议
词语理解正确率： 45.71 %，相对年龄：3 岁以下
1. 名词理解正确率： 57.89 %
已理解的名词有：火车、鞋子、冰淇淋、彩虹、空调、圆形、太阳、小鸟、胸、瓶子、公路
未理解的名词有：爸爸、老人、警车、动物、冬天、生日、凉鞋、鞭炮
2. 动词理解正确率： 36.36 %
已理解的动词有：吹、敲、推、拍（皮球）
未理解的动词有：上楼、打伞、倒、举、跳、打针、擦
3. 形容词理解正确率： 20.00 %
已理解的形容词有：高
未理解的形容词有：快、直的、伤心、硬

表 4-4-2　句子理解评估结果

	无修饰句	简单修饰句	特殊句式	总分
正确率	2/4=50.00%	1/13=7.69%	0/6=0.00%	3/23=13.04%
实际年龄	5 岁		相对年龄	3 岁以下

结果分析与建议

句子理解正确率：<u> 13.04 </u>%，相对年龄：<u> 3 岁以下 </u>

1. 无修饰句理解正确率：<u> 50.00 </u>%

已理解的无修饰句有：<u>小明画苹果，小明开汽车</u>

未理解的无修饰句有：<u>小明在房间里，小红有汽车</u>

2. 简单修饰句理解正确率：<u> 7.69 </u>%

已理解的简单修饰句有：<u>小明在房间玩汽车</u>

未理解的简单修饰句有：<u>晚上小明唱歌，小明有红色的汽车，汽车开过来了，胖胖的男孩有汽车等</u>

3. 特殊句式理解正确率：<u> 0.00 </u>%

已理解的特殊句式有：<u>暂无理解的特殊句</u>

未理解的特殊句式有：<u>小红把椅子推倒了，椅子被小明放好了，小明追小红，小明被小红推倒了，小明把小红逗笑了等</u>

表 4-4-3　词语命名评估结果

	名词	动词	形容词	量词	总分
正确率	12/33= 36.36%	7/15=46.67%	2/16= 12.50%	0/1=0.00%	21/65= 32.31%
实际年龄	5 岁		相对年龄	3 岁	

结果分析与建议

词语命名正确率：<u> 32.31 </u>%，相对年龄：<u> 3 岁 </u>

1. 名词命名正确率：<u> 36.36 </u>%

命名正确的名词有：<u>肚子（肚皮、肚脐），玉米，企鹅，楼梯，自行车（脚踏车），垃圾箱（垃圾桶），冰箱，薯条，彩虹，礼物（礼物袋），动物园（动物中心），医生</u>

命名错误的名词有：<u>菠萝，中国，浴缸（洗澡盆），蜜蜂，教室，食指，酒杯（玻璃杯、红酒杯、高脚杯）等</u>

2. 动词命名正确率：<u> 46.67 </u>%

命名正确的动词有：<u>画画，摘（摘苹果、采苹果），撕（撕开、撕烂、撕画），打针，盛（舀），烤（烧烤），搬</u>

命名错误的动词有：<u>摸（摸头），削，迟到（来不及），读书（念书、学习），帮助，批评（骂、生气），扑（跳），堵车</u>

3. 形容词命名正确率：<u> 12.50 </u>%

命名正确的形容词有：<u>矮，橙色（橘色、橘黄色）</u>

命名错误的形容词有：<u>快，冷，近，硬（硬的），轻（轻的），危险，舒服，细（细细的、细的），歪（歪的）等</u>

4. 量词命名正确率：<u> 0.00 </u>%

命名正确的量词有：<u>暂无能正确命名的量词</u>

命名错误的量词有：<u>两本书</u>

表4-4-4 双音节词时频评估结果

平均时长 / 基频	1.04 秒	333.3 赫兹
实际年龄：5 岁		
结果分析与建议 双音节词平均时长为 1.04 秒。 双音节词平均基频为 333.3 赫兹		

表4-4-5 句式仿说评估结果

	无修饰句			简单修饰句			特殊句式			复句			总分		
	语法	语义	总分	语法	语义	总分	语法	语义	总分	语法	语义	总分	语法	语义	总分
正确率：%	50.00	50.00	50.00	0.00	0.00	0.00	0.00	0.00	0.00	0.00	0.00	0.00	6.67	6.67	6.67
实际年龄	5 岁			相对年龄			3 岁以下								

结果分析与建议
句式仿说正确率： 6.67 %，相对年龄： 3 岁以下
1. 无修饰句仿说正确率： 50.00 %
能正确仿说的无修饰句有： 小明画画，小红有汽车
不能正确仿说的无修饰句有： 小红不想打针，鱼缸里没有鱼
2. 简单修饰句仿说正确率： 0.00 %
能正确仿说的简单修饰句有： 暂无能正确仿说的简单修饰句
3. 特殊句式仿说正确率： 0.00 %
能正确仿说的特殊句式有： 暂无能正确仿说的特殊句式
4. 复句仿说正确率： 0.00 %
能正确仿说的复句有： 暂无能正确仿说的复句

三、ICF 功能评估结果

表4-4-6 ICF 功能评估结果

身体功能，即人体系统的生理功能损伤程度			无损伤	轻度损伤	中度损伤	重度损伤	完全损伤	未特指	不适用
			0	1	2	3	4	8	9
b16700	口语理解（儿童）	词语理解	☐	☐	☒	☐	☐	☐	☐
		句子理解	☐	☐	☐	☒	☐	☐	☐
	对口语信息的解码以获得其含义的精神功能								

续表

身体功能，即人体系统的生理功能损伤程度	无损伤	轻度损伤	中度损伤	重度损伤	完全损伤	未特指	不适用
	0	1	2	3	4	8	9

	信息来源：☒ 病史　□ 问卷调查　☒ 临床检查　□ 医技检查
	问题描述 1. 词语理解得分为 45.71% ↓，相对年龄 3 岁以下； 对词语进行正确理解的精神功能存在中度损伤。 2. 句子理解得分为 13.04 ↓，相对年龄 3 岁以下； 对词语进行正确理解的精神功能存在重度损伤。 **进一步描述** 1. 词语理解：名词得分 57.89%，动词得分 36.36%，形容词得分 20.00%。 训练建议：名词、动词和形容词理解正确率未达到 80.00%，建议进行该类词语的认识、探索和沟通训练。 2. 句式理解：无修饰句得分 50.00%，简单修饰句得分 7.69%，特殊句式得分 0.00%。 训练建议：无修饰句、简单修饰句和特殊句式理解正确率未达到 80.00%，建议进行该类句型的认识、探索和沟通训练

			0	1	2	3	4	8	9
b16710	口语表达（儿童）	词语命名	□	□	□	☒	□	□	□
		双音节词时长 2cvT	☒	□	□	□	□	□	□
		双音节词基频 2cvF$_0$	☒	□	□	□	□	□	□
		句式仿说	□	□	□	☒	□	□	□
		看图叙事	□	□	□	□	□	□	□

	以口语产生有意义的信息所必需的精神功能
	信息来源：☒ 病史　□ 问卷调查　☒ 临床检查　□ 医技检查
	问题描述 1. 词语命名：词语命名得分为 32.31% ↓，相对年龄 3 岁； 对事物进行正确命名的精神功能存在重度损伤。 2. 双音节词时长：双音节时长为 1.04 秒； 时长处于正常范围，双音节词时长控制能力正常。 3. 双音节词基频：双音节词基频为 333.3 赫兹； 双音节词基频处于正常范围，双音节词基频控制能力正常。 4. 句式仿说：句式仿说得分为 6.67% ↓，相对年龄 3 岁以下； 对于语法结构的提取和迁移的精神功能存在重度损伤。 **进一步描述** 1. 词语命名：名词得分 36.36%，动词得分 46.67%，形容词得分 12.50%，量词得分 0.00%。 训练建议：名词、动词、形容词和量词命名正确率未达到 80.00%，建议在句子训练和短文训练中进行该类词语的命名训练。 2. 双音节词时长、双音节词基频控制能力正常。 训练建议：暂无，待后续观察。 3. 句式仿说：无修饰句得分 50.00%，简单修饰句得分 0.00%，特殊句式得分 0.00%，复句得分 0.00%。 训练建议：无修饰句、简单修饰句、特殊句式和复句仿说正确率未达到 80.00%，建议进行该类句型的认识、探索和表达训练

第五章

儿童语言治疗集体康复案例

集体康复具有覆盖面广、效益高、有助于互动参与的特点，是教育康复的主要形式之一，对强调参与运用的语言功能康复尤其重要。集体康复中的康复目标具有分层性，以适应不同发展水平的儿童；活动设计强调儿童之间以及治疗师与儿童间的互动。本章通过对儿童语言治疗集体康复案例的分析，分享了集体教学情境下语言治疗的相关内容。

PART 1

特殊儿童的语言治疗集体康复案例——词语教学

一、词语习得规律

儿童词语的习得具有一定的先后顺序，[①] 具有语言障碍的儿童的语言发展顺序大致也遵循正常儿童的语言发展顺序。就词语而言，不同类别的词语出现的时间、数量、频率都有所不同，要根据词语发展的规律进行语言训练。词语发展习得的规律基本如下。

名词分为指人名词和指物名词两部分。指人名词包括亲属称谓词和一般指人名词。一般指人名词依照语义，[②] 可以分为以下类型：年龄类（如"宝宝""小朋友"）、性别类（如"男孩"）、职业类（如"老师"）、姓名类（如"张薇"）、才识类（如"才子"）、体态类（如"胖胖"）、品性类（如"英雄"）、状况类（如"病人"）、关系类（如"同学"）、临时类（如"客人"）、集合类（如"海军"）等。其中除了姓名类表示个体以外，其他类都是类指，即指称的是一类人物。

指物名词包括具体事物名词和抽象事物名词，因抽象事物名词与具体事物名词相比出现时间晚、数量少、频率低，故指物名词的康复内容以具体事物名词为主。[③] 具体事物名词包括：动物名、交通工具名、生活用品名、饮食名、人体部位名等。其既可以指称一个物体，也可以指称一类物体，如"桌子"既可以指某个房间里的某张桌子，也可以指所有形状、功能各异的桌子。儿童一般先习得前一种意义，后习得后一种意义。

---

① 王初明. 应用心理语言学：外语学习心理研究 [M]. 长沙：湖南教育出版社，1990：32-33.

② 吴海生等. 实用语言治疗学 [M]. 北京：人民军医出版社，1995：56-57.

③ 吴宗济，林茂灿. 实验语音学概要 [M]. 北京：高等教育出版社，1989：67-68.

动词是句法结构的核心，也是语义结构的核心，故动词的发展对儿童语言的发展影响很大。[①] 儿童语言中动词的习得有一定的顺序，依次为动作动词、趋向动词、心理动词、存现动词、能愿动词、判断动词、使令动词。其中，动作动词占半数以上，其他词类数量相对较少。

儿童语言中最先出现的动词都是动作动词，具体词语因人而异，但都与儿童的生活环境紧密相关。[②] 这些词语均有一些比较显著的语法特点：大都可能重叠；一般可带数量、趋向结果补语；能用于祈使句（自主动作动词）。在动作动词的前项会先后出现副词、介词短语、时间词和形容词；在动作动词的后项会先后出现宾语和补语。趋向动词是一种动作兼趋向的动词。心理动词主要表示人的情感、意向、认识、感觉、思维等心理行为或心理状态，可以带宾语，心理动词的零形式大多表示已然范畴的动词。儿童常用"不"否定一种心理态度，进而表示另一种心理状态。具体来说，儿童语言中表示心理状态的心理动词有"怕""喜欢""想""爱""同意""害怕""注意""烦""讨厌"等，表示心理行为的有"认识""知道""忘""记""认得""认为""忘记""决定""猜""感到""相信""感觉""怪""觉得""承认"等。两者的差别表现在形式上，主要是前者能用程度副词"很"来修饰，而后者不能。能愿动词是在语义上表示可能、必要或愿望的动词，如"可能""要""愿意"等。能愿动词的前项能用某些副词来修饰，主要是否定副词"不"，以及表示范围的"也""只"，表示时间、频率的"就""还"等。判断动词是表示判断意义的动词。由于交际需要，儿童很早就开始习得这类词，以表达自己对周围环境的认识和评价。[③] 存现动词是表示事物存在、出现、消失、增加、减少等变化状态的词，具体为"有""在""没""剩"等。

在设计康复教案时，治疗师可依据儿童能力情况将教学目标进行分层，在训练过程中应兼顾训练内容及目标层级。例如，在词语理解训练中，康复目标可分为：U1——听指令指认实物，U2——听指令指图片（二

---

① 石锋. 语音学探微 [M]. 北京：北京大学出版社，1990：78–79.

② 程琪龙. 认知语言学概论：语言的神经认知基础 [M]. 北京：外语教学与研究出版社，2001：67–68.

③ 牟志伟. 言语治疗学 [M]. 上海：复旦大学出版社，2009：89–90.

选一），U3——听指令指图片（三选一），U4——听指令指图片（四选一）
等 4 个层级；在词语表达训练中，康复目标可分为：E1——模仿发音，
E2——提示发音，E3——指物发音，E4——自发表达等 4 个层级；在构音
功能训练中，康复目标可分为：A1——目标音位构音运动（如双唇闭合运
动），A2——目标音位发音正确率（如下文 A2 表示 /b/ 的构音正确率，A3
表示 /p/ 的构音正确率）等不同类型。

二、词语教学教案：苹果、饼干（指物名词）

（一）教学内容

本节课的教学内容为指物名词：苹果（píng guǒ）、饼干（bǐng gān）。

（二）教学目标

1. 词语理解：认识实物苹果、饼干，指认苹果、饼干的图片及积木板。
2. 词语表达：用早期语言障碍评估与干预系统—语音积木训练仪，或
用口语表达苹果、饼干。
3. 构音功能：强化唇闭合构音运动能力（出声吻法），通过练习 /b/ 和
/p/ 开头的词语提高 /b/ 和 /p/ 在词语中的构音正确率。

（三）教学准备

1. 实物：苹果、饼干。
2. 图片：苹果、饼干的卡片。
3. 模型 / 玩具：水果类、食品类积木板。
4. 教学辅具：康复学习机—辅助沟通。
5. 教学仪器：早期语言障碍评估与干预仪软件—学词语，构音障碍测
量与康复训练仪软件。

（四）教学过程

1. 导入

（1）复习上节课内容。

（2）教唱儿歌《苹果》。

大苹果，圆又圆，咬一口，甜啊甜！

2. 新授

（1）拿出苹果、饼干实物引起学生兴趣。

（2）教学生指认苹果、饼干实物，重复 5~10 次，并让学生轮流摸一摸苹果和饼干，说出"苹果"和"饼干"。

（3）教师让学生指认苹果图片，并说出"苹果"，如图 5-1-1 所示（目标代码：U2；E3；A3）。

图 片

第五章第一节
彩图汇总

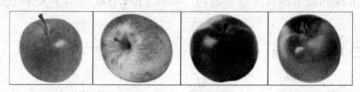

图 5-1-1　苹果图片

（4）拿出康复学习机—辅助沟通，让学生按压沟通板发声或用口语说"苹果"，如图 5-1-2 所示（目标代码：E1；E2；A3）。

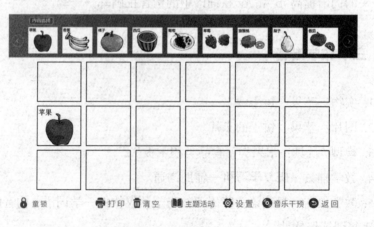

图 5-1-2　康复学习机—辅助沟通—"苹果"的版面设计

（5）教师让学生指认饼干图片，并说出"饼干"，如图 5-1-3 所示（目标代码：U2；E3；A2）。

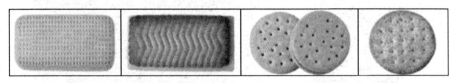

图 5-1-3 饼干图片

（6）拿出康复学习机—辅助沟通，让学生按压沟通板发声或用口语说"苹果"和"饼干"，如图 5-1-4 所示（目标代码：E1；E2；A2；A3）。

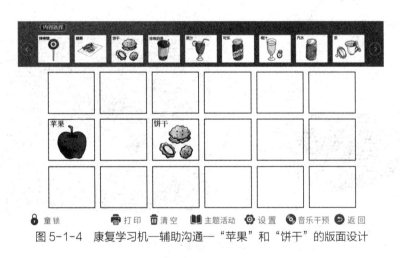

图 5-1-4 康复学习机—辅助沟通—"苹果"和"饼干"的版面设计

（7）教学生指认水果类、食品类积木板，重复 5～10 次。请学生轮流从两种积木板中将"苹果""饼干"找出来，再放回去，说出"苹果""饼干"，如图 5-1-5、图 5-1-6 所示（目标代码：U2；U3；U4）。

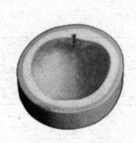
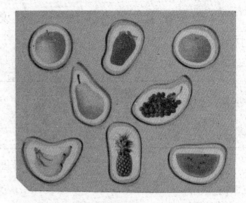

A. 苹果积木板   B. 水果类积木板

图 5-1-5   水果类积木板

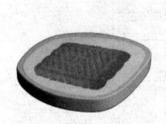
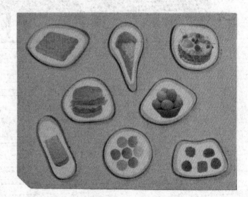

A. 饼干积木板   B. 食品类积木板

图 5-1-6   食品类积木板

（8）询问学生要"苹果"还是"饼干"，要求按压沟通板或用口语进行回答（目标代码：E4）。

（9）教师通过构音障碍测量与康复训练仪软件中的发音教育让学生感知音位 /b/ 是不送气双唇塞音，/p/ 是送气双唇塞音，如图 5-1-7 所示。

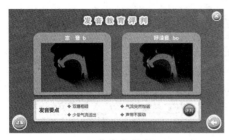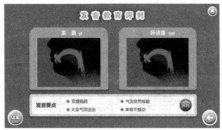

A. /b/ 的发音教育　　　　　　　　B. /p/ 的发音教育

图 5-1-7　/b/ 和 /p/ 的发音教育

（10）小游戏：让学生做发出声的吻的动作，锻炼双唇的运动能力，促进学生形成正确的唇部运动模式（目标代码：A1）。

（11）通过构音障碍测量与康复训练仪软件中的音位习得帮助学生习得音位 /b/ 和 /p/，如图 5-1-8 所示（目标代码：A2、A3）。

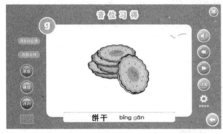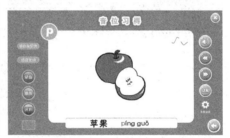

A. /b/ 的音位习得　　　　　　　　B. /p/ 的音位习得

图 5-1-8　/b/ 和 /p/ 的音位习得

3. 练习与巩固

（1）根据学生掌握情况，用早期语言障碍评估与干预仪软件—学词语—认识名词—食品中的初级训练、中级训练或高级训练进行练习，如图 5-1-9、图 5-1-10、图 5-1-11 所示。

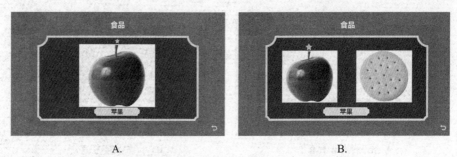

图 5-1-9　早期语言障碍评估与干预仪软件—学词语—认识名词—食品（初级训练）

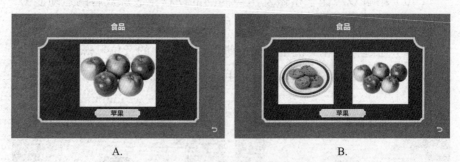

图 5-1-10　早期语言障碍评估与干预仪软件—学词语—认识名词—食品（中级训练）

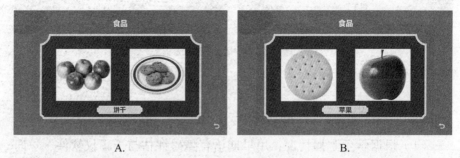

图 5-1-11　早期语言障碍评估与干预仪软件—学词语—认识名词—食品（高级训练）

（2）根据学生掌握情况，用构音障碍测量与康复训练仪软件中的音位对比部分帮助学生强化音位 /b/ 和 /p/，如图 5-1-12 所示。

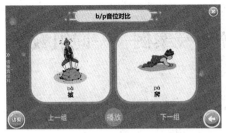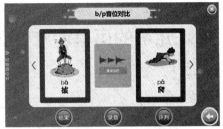

A. 音位对比—听一听　　　　B. 音位对比—说一说

图 5-1-12　/b/ 和 /p/ 的音位对比

（五）学生评价

表 5-1-1　学生评价表（指物名词）

学生评价表（指物名词）				
姓名：			年级：	
指标			记分（0，1）	备注
词语理解	U1	听指令指认实物		
	U2	听指令指图片（二选一）		
	U3	听指令指图片（三选一）		
	U4	听指令指图片（四选一）		
		得分	___/4=___%	
词语表达	E1	模仿发音		
	E2	提示发音		
	E3	指物发音		
	E4	自发表达		
		得分	___/4=___%	
构音功能	A1	双唇闭合运动		
	A2	/b/ 的正确率		
	A3	/p/ 的正确率		
		得分	___/3=___%	
注意：得分高于 75% 为通过，50%～75% 需要跟踪监控，低于 50% 需干预				

PART 2

第二节 特殊儿童的语言治疗集体康复案例——词组教学

一、词组习得规律

治疗师在制订词组阶段的教学目标时,应该合理安排 5 类词组(动宾词组、主谓词组、偏正词组、并列词组及介宾词组)的康复顺序。[①] 对正常儿童词组习得顺序的研究显示这 5 类词组出现的时间有先后之分。[②] 动宾词组和主谓词组是出现最早的两类词组,其次为偏正词组,并列词组以及介宾词组。除了考虑这 5 类词组出现的普遍顺序,还应该考虑个别语言障碍学生的特点,如已有词汇结构、表达需要、认知特点等。

总的来说,当治疗师选择以上 5 类词组作为康复内容时,在选材方面需要注意以下几点:(1)选择使用频率高的、最具实用性的词组;(2)选择搭配合理、表意清楚的词组,尤其要注意所选动词是否容易被儿童理解;(3)要考虑前后过渡关系,优先采用学词阶段接触过的动词和名词来组成词组;(4)在选择教授偏正词组和介宾词组时,要注意儿童对形容词和方位词的理解程度,可在教授词组之前先让儿童认识这些概念。

词组训练部分的内容应尽量来自特殊儿童的家庭生活、学校(幼儿园)生活以及部分社区生活,涉及儿童的日常生活、学习、游戏、购物等活动。考虑特殊儿童在语言学习上的特殊性,可以将同一类型的词组,如动宾词组,作为一项专门的训练,通过成分替换、图片示例、场景模拟等

[①] 黄昭鸣,周红省.聋儿康复教育的原理与方法——HSL 理论与 1+X+Y 模式的构建与实践 [M].上海:华东师范大学出版社,2006:33.

[②] Bartak L, Rutter M, Cox A. A Comparative Study of Infantile Autism and Specific Development Receptive Language Disorder.I.The Children. [J] .The British Journal of Psychiatry:the Journal of Mental Science, 1975(126):127-145.

手段，帮助儿童掌握该词组的组合形式和语序规则。

在设计康复教案时，治疗师可依据儿童能力情况将词组教学目标进行分层，在训练过程中应兼顾训练内容及目标层级。例如，在词组理解训练中，康复目标可分为：U1——听指令指认实物，U2——听指令指图片（二选一），U3——听指令指图片（三选一），U4——听指令指图片（四选一）等4个层级；在词组表达训练中，康复目标可分为E1——模仿发音，E2——提示发音，E3——指物发，E4——自发表达等4个层级；在词组语音功能训练中，康复目标可分为P1——语音清晰度（拍手），P2——语音清晰度（拍球），P3——语音流畅性（拍手），P4——语音流畅性（拍球）等不同类型。

二、词组教学教案：拍手、拍球（动宾词组）

（一）教学内容

本节课的教学内容为动宾词组：拍手、拍球。

（二）教学目标

1. 词组理解：初步认识"拍手""拍球"的含义。
2. 词组表达：能根据相应的图片或动作，准确地说出"拍手"和"拍球"。
3. 语音功能：利用重读训练提高语音的清晰度和流畅性。

（三）教学准备

1. 实物：皮球若干。
2. 图片："拍手"图片两组，如图5-2-1、图5-2-2所示；"拍球"图片两组，如图5-2-3、图5-2-4所示。

3. 教学辅具：康复学习机—辅助沟通，小鼓。

4. 教学仪器：早期语言障碍评估与干预仪软件—学词组，重读训练系统。

（四）教学过程

1. 导入

教师边做动作边念《拍手歌》。

> 小朋友，面对面；拍拍手，拍拍肩。
> 拍拍肩，拍拍手；拍拍你，拍拍我。
> 拍拍我，拍拍你；大家都是好朋友。

2. 新授

（1）教师做拍手的动作，问学生："老师在做什么？"要求学生逐个回答，教师随时纠正（目标代码：E2，具体见本节"词组习得规律"中对训练目标的说明部分）。

（2）让学生找一找图片并做一做动作，要求学生做如下动作。

a）从"拍手""拍头""拍球""握拳"4 张图片中，找出"拍手"的图片，如图 5-2-1 所示；

b）做拍手动作；

c）再换另一组图片（如"握手""伸手""举手""拍手"），重复上述过程，加强学生对"拍手"的认识，如图 5-2-2 所示。

图 片

第五章第二节
彩图汇总

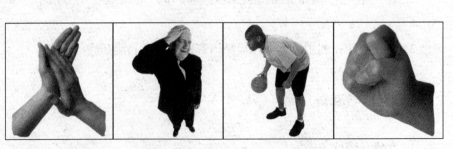

图 5-2-1　拍手、拍头、拍球、握拳

第五章　儿童语言治疗集体康复案例　<<<　123

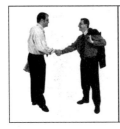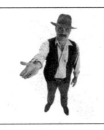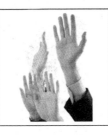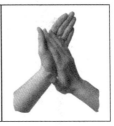

图 5-2-2　握手、伸手、举手、拍手

（3）请一名学生做拍手动作，其他学生说出这是什么动作。

（4）播放重读节奏鼓点，带领学生一起一边拍手一边说："〔ai-OU-ou〕，拍手""〔ai-AI-OU-OU〕，拍手"（中括号中小写拼音为非重读音节，发音时为弱拍；大写拼音为重读音节，发音时为强拍）。

（5）教师做拍球的动作，问学生："老师在做什么？"要求学生逐个回答，教师随时纠正。

（6）让学生找一找图片并做一做动作，要求学生做如下动作。

a）从"抱球""拍球""踩球""顶球"4 张图片中，找出"拍球"的图片，如图 5-2-3 所示；

b）做拍球动作；

c）再换另一组图片（如"抛球""拍球""拍手""踩球"），重复上述过程，加强学生对"拍球"的认识，如图 5-2-4 所示。

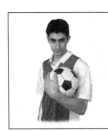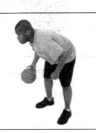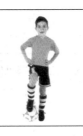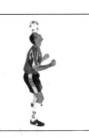

图 5-2-3　抱球、拍球、踩球、顶球

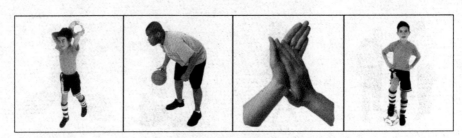

图 5-2-4   抛球、拍球、拍手、踩球

（7）请一名学生做拍球动作，其他学生说出这是什么动作。

（8）播放重读节奏鼓点，带领学生一起一边做拍球动作一边说："[ai-IOU-iou]，拍球""[ai-AI-IOU-IOU]，拍球"。

（9）教师根据已有资源设计康复学习机—辅助沟通训练版面，指导学生点击沟通板上图片"拍"和"手"表达拍手，点击图片"拍"和"球"表达拍球，如图 5-2-5 所示。

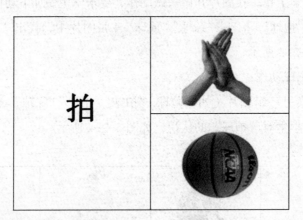

图 5-2-5   康复学习机—辅助沟通—"拍手"和"拍球"的版面设计

3. 练习与巩固

利用早期语言障碍评估与干预仪软件—学词语—认识动词进行训练，加强学生对"拍球"的认识，如图 5-2-6 所示。

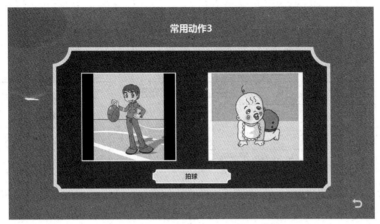

A. 在屏幕中请找出"拍球"

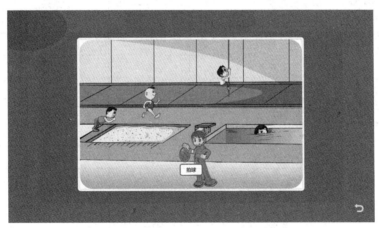

B. 根据屏幕内容，回答问题"他在做什么？"

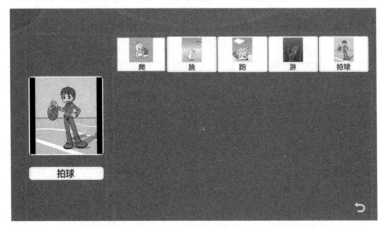

C. 在右边图片中找出与左边"拍球"相对应的图片

图 5-2-6　早期语言障碍评估与干预仪软件—学词语—认识动词

（五）学生评价

表 5-2-1   学生评价表（动宾词组）

学生评价表（动宾词组）			
姓名：			年级：
指标		记分（0，1）	备注
词组理解	U1	听指令指认实物		
	U2	听指令指图片（二选一）		
	U3	听指令指图片（三选一）		
	U4	听指令指图片（四选一）		
	得分		___/4=___%	
词组表达	E1	模仿发音		
	E2	提示发音		
	E3	指物发音		
	E4	自发表达		
	得分		___/4=___%	
语音功能	P1	语音清晰度（拍手）		
	P2	语音清晰度（拍球）		
	P3	语音流畅性（拍手）		
	P4	语音流畅性（拍球）		
	得分		___/4=___%	
注意：得分高于 75% 为通过，50%～75% 需要跟踪监控，低于 50% 需干预			

特殊儿童的语言治疗集体康复案例——句子教学

一、句子习得规律

从儿童学句子的一般发展趋势上看，随着年龄的增长，儿童掌握的句式由简到繁，构成成分由少到多，句子长度由短到长。随着所掌握的词语和词组数量的增加，经过一定的练习，特殊儿童也能连词成句，并且不断增加句子成分，将人、事、物用完整的句子表达出来。[①] 特殊儿童学句子的一般发展趋势是，随着年龄的增长，特殊儿童对句子的理解能力逐渐提高；他们对词语和句法结构的获得顺序与正常儿童一致，但对句子理解的发展速度极其缓慢，难以准确、迅速地理解多维的、含信息量较多的复杂句子。

根据特殊儿童句子习得的规律，培智学校的语言康复实践一般都是先教儿童掌握较简单的语句，再根据生活情景的需要，引导他们发展更复杂的句子，从而满足表达的需要。儿童在四岁前就形成了一种规范的句子模式，即"施事—动作—受事"模式。这种模式一旦形成，就会直接影响儿童对各类单句的理解，并以此为基础形成多样化的句型。只有当新接受的句子与之相符，儿童才能进行系统地加工，否则将会出现理解困难的现象。即使面对被动句，儿童也使用同一模式进行反应，把第一个词作为施事而不是受事，所以儿童对主动句的理解明显优于被动句，对现实性主动句的理解优于非现实性主动句。而且特殊儿童在句子的学习过程

---

① Lord C. Commentary: Achievements and Future Directions for Intervention Research in Communication and Autism Spectrum Disorders.[J]. Journal of Autism and Developmental Disorders, 2000（5）:393-398.

中主要运用语序策略和语义策略帮助理解，也就是说，他们主要依靠句子中的语义关系和语序关系来学习句子，我们的教学不应拘泥于句中的"是""把""被"等关系词。因此，培智学校语言康复实践应把主动句的学习，尤其是现实性主动句的学习作为教学重点，而把较难掌握的把字句和被字句作为教学难点。

同时，句子的康复训练还应该包含形容词、副词的常用短句，表心理的短句（如"他很生气""他很努力"），简单否定句（如"没有""不对""不是"），表指示或愿望的短句（祈使句）（如"发言要举手""作业要保持干净""我要一支铅笔"），"是非问"的疑问句（如"对不对""是不是""有没有"），"选择问"的疑问句（如"要不要""走不走""多还是少"），对时间、事、人、地点的疑问句（如"在哪里""是谁""何时""怎么样"），因果关系的疑问句（如"为什么"）等，从而使教学内容更加丰富、全面，符合日常生活的需要。

在设计康复教案时，治疗师可依据儿童能力情况将句子教学目标进行分层，在训练过程中应兼顾训练内容及目标层级。例如，在句子理解训练中，康复目标可分为：U1——听指令指认实物，U2——听指令指图片（二选一），U3——听指令指图片（三选一），U4——听指令指图片（四选一）等4个层级；在句子表达训练中，康复目标可分为：E1——模仿发音，E2——提示发音，E3——指物发，E4——自发表达等4个层级；在句子构音功能训练中，康复目标主要包含构音运动及音位正确率，可分为：A1——第一目标音构音运动（如，以 /x/ 为例，舌面拱起运动），A2——第二目标音构音运动（如，以 /h/ 为例；舌根上抬运动），A3——第一目标音位正确率（如，/x/ 的正确率等），A4——第二目标音位正确率（如，/h/ 的正确率）等不同类型。

二、句子教学教案：我喜欢 / 不喜欢 ××（主谓宾句）

（一）教学内容

本节课的教学内容为主谓宾句：我喜欢（xǐ huān）/ 不喜欢（bù xǐ

huān）××。

（二）教学目标

1. 句子理解：理解"我喜欢××"与"我不喜欢××"的含义。

2. 句子表达：能用"我喜欢××"或"我不喜欢××"回答老师的提问。

3. 构音功能：强化舌面运动能力（舌前部拱起法）和舌根上抬运动能力（发 /k/ 音法），通过练习包含 /x/ 和 /h/ 的词语提高 /x/ 和 /h/ 在词语中的构音正确率。

（三）教学准备

1. 实物：饼干、QQ 糖、海苔、果汁、可乐等学生喜欢的东西；酒精棉、醋、难闻的药水等学生讨厌的东西。

2. 模型 / 玩具：水果类、食品类积木板。

3. 教学辅具：康复学习机—辅助沟通中"喜欢""不喜欢"的图卡，"说一说""做一做"训练用具词语篇中有关蔬菜、零食的棋盘游戏。

4. 教学仪器：构音障碍测量与康复训练仪软件。

（四）教学过程

1. 导入

把饼干、QQ 糖和海苔放在罐子里，让学生伸手摸一摸并说一说摸到的是什么，如果说对了就能尝一尝。

2. 新授

（1）教师示范：主课老师拿着饼干问辅课老师"你喜欢饼干吗?"，辅课老师拿出"我喜欢饼干"的图卡，做出开心的表情并说"我喜欢饼干"，主课老师就把饼干给辅课老师。

（2）教师拿着饼干问学生"你喜欢饼干吗?"，引导学生拿出"我喜欢饼干"的图卡并说"我喜欢饼干"。

（3）拿出康复学习机—辅助沟通，让学生按压沟通板发声或用口语说"我喜欢饼干"，进而表达"我喜欢饼干""我喜欢可乐"等句子，如图5-3-1所示。

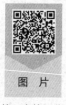

图 片

第五章第三节
彩图汇总

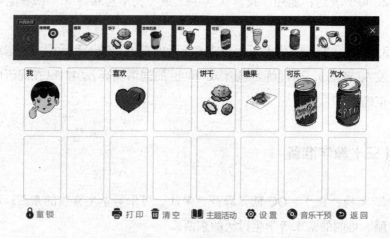

图 5-3-1　康复学习机—辅助沟通—"喜欢"的版面设计

（4）主课老师拿出药水让辅课老师闻一闻，并问"你喜欢药水吗?"，辅课老师拿出"我不喜欢药水"的图卡，做出讨厌的表情并说"我不喜欢药水"，主课老师就把药水拿开。

（5）老师拿着药水、酒精棉等让学生闻一闻并问"你喜欢××吗?"，引导学生拿出"我不喜欢××"的图卡并说"我不喜欢××"。

（6）拿出康复学习机—辅助沟通，让学生按压沟通板发声或用口语说"我不喜欢药水"，进而表达"我不喜欢药水"等句子，如图5-3-2所示。

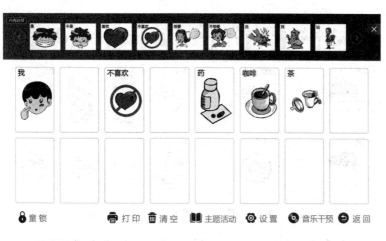

图 5-3-2　康复学习机—辅助沟通—"不喜欢"的版面设计

（7）展示白醋、可乐、饼干、果汁、酒精棉、药水等物品，如图 5-3-3 所示，依次拿起来给学生闻一下，引导学生表达"我喜欢 ××"或者"我不喜欢 ××"。师生互换角色，继续同样的练习。

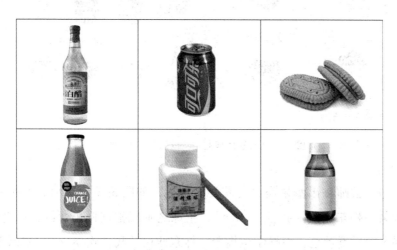

图 5-3-3　白醋、可乐、饼干、果汁、酒精棉、药水

（8）拿出康复学习机—辅助沟通，如图 5-3-4 所示，让学生按压沟通板发声或用口语表达"我喜欢 ××""我不喜欢 ××"等句子，并生成家庭作业，进一步巩固与练习，如图 5-3-5 所示（目标代码：U1；U3；E3；A3；A4）。

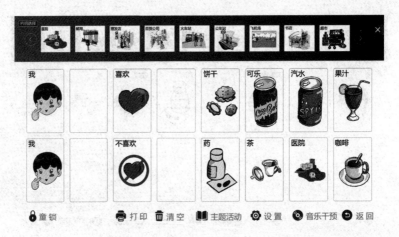

图 5-3-4   康复学习机—辅助沟通—"喜欢""不喜欢"的版面设计

童锁状态中

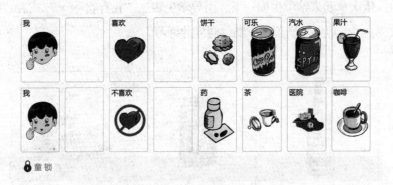

图 5-3-5   家庭作业—"喜欢""不喜欢"

（9）教师拿出水果类、食品类积木板，如图 5-3-6 所示，辅课老师指着某一样东西说"我喜欢 ××"，主课老师就把这样东西给辅课老师。辅课老师反复示范，引导学生指着一样东西说"我喜欢 ××"，主课老师把该物品给学生（目标代码：E2；E3）。

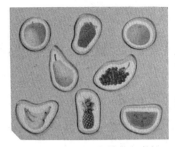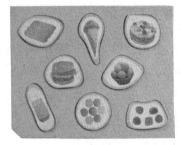

A. 水果类积木板   B. 食品类积木板

图 5-3-6 水果类、食品类积木板

（10）教师通过构音障碍测量与康复训练仪软件中的发音教育让学生感知 /x/ 是舌面擦音，/h/ 是舌根擦音，如图 5-3-7 所示。

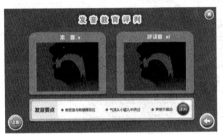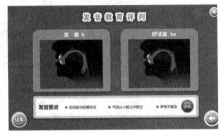

A. /x/ 的发音教育   B. /h/ 的发音教育

图 5-3-7 /x/ 和 /h/ 的发音教育

（11）小游戏：教师用饼干压住学生舌前部，同时要求学生做舌前部上抬运动，并发 /x，x，xǐ/；要求学生发 / h，h，h / 和 /h，h，huān/（目标代码：A1；A2）。

（12）教师通过构音障碍测量与康复训练仪软件中的音位习得帮助学生习得音位 /x/ 和 /h/，如图 5-3-8 所示。

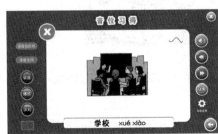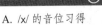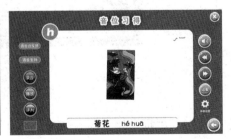

A. /x/ 的音位习得   B. /h/ 的音位习得

图 5-3-8 /x/ 和 /h/ 的音位习得

3. 练习与巩固

让学生玩"说一说""做一做"词语篇中有关蔬菜、零食的棋盘游戏，如图 5-3-9 所示，要求如下。

（1）说一说"我喜欢"或"我不喜欢"的某一物品；

（2）找出所有喜欢的物品，在上面画一个心，找出所有不喜欢的物品，在上面画一个叉；

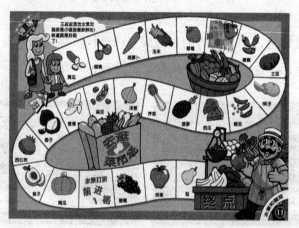

A. 有关蔬菜的棋盘游戏

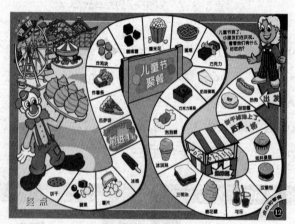

B. 有关零食的棋盘游戏

图 5-3-9 "说一说""做一做"词语篇中有关蔬菜、零食的棋盘游戏

（3）根据学生掌握的情况，用康复学习机—辅助沟通中的相应图片帮助学生强化对比音位 /x/ 和 /h/，如图 5-3-10 所示。

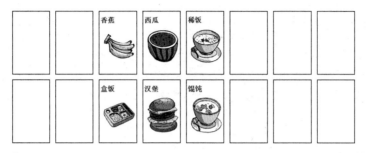

童锁状态中

🔒 童锁

图 5-3-10　/x/ 和 /h/ 的音位对比

（五）学生评价

表 5-3-1　学生评价表（主谓宾句）

学生评价表（主谓宾句）			
姓名：			年级：
指标		记分（0，1）	备注
词语理解	U1	能按照指令或在教师示范下，找出喜欢的物品。		
	U2	能按照指令或在教师示范下，找出不喜欢的物品。		
	U3	当别人说喜欢时，把物品给他。		
	U4	当别人说不喜欢时，把物品放回去。		
		得分	___/4=___%	
词语表达	E1	模仿发音		
	E2	提示发音		
	E3	指物发音		
	E4	自发表达		
		得分	___/4=___%	
构音功能	A1	舌面拱起运动		
	A2	舌根上抬运动		
	A3	/x/ 的正确率		
	A4	/h/ 的正确率		
		得分	___/4=___%	
注意：得分高于 75% 为通过，50% ~ 75% 需要跟踪监控，低于 50% 需干预			

REFERENCES

主要参
考文献

一、中文文献

[1]   蔡永良. 美国的语言教育与语言政策 [M]. 上海：上海三联书店，2007.

[2]   程琪龙. 认知语言学概论：语言的神经认知基础 [M]. 北京：外语教学与研究出版社，2001.

[3]   杜晓新，黄昭鸣. 教育康复学导论 [M]. 北京：北京大学出版社，2018.

[4]   方碧辉，胡允桓. 儿童语言能力的培养 [M]. 济南：明天出版社，1988.

[5]   冯婉桢. 学前儿童语言教育 [M]. 郑州：郑州大学出版社，2013.

[6]   葛本仪. 语言学概论 [M]. 济南：山东大学出版社，1999.

[7]   黄昭鸣，周红省. 聋儿康复教育的原理与方法——HSL 理论与 1+X+Y 模式的构建与实践 [M]. 上海：华东师范大学出版社，2006.

[8]   黄昭鸣，朱群怡，卢红云. 言语治疗学 [M]. 上海：华东师范大学出版社，2017.

[9]   雷江华. 学前特殊儿童教育 [M]. 上海：华中师范大学出版社，2008.

[10] 李福印. 认知语言学概论 [M]. 北京：北京大学出版社，2008.

[11] 李胜利. 言语治疗学 [M]. 北京：华夏出版社，2004.

[12] 李胜利. 语言治疗学 [M]. 北京：人民卫生出版社，2008.

[13] 李宇明. 儿童语言的发展 [M]. 武汉：华中师范大学出版社，1995：15-16.

[14] 林馨. 语言病理学 [M]. 杭州：浙江工商大学出版社，2010：45-46.

[15] 刘丹青. 语言学前沿与汉语研究 [M]. 上海：上海教育出版社，2005：23-24.

[16] 刘晶波. 特殊儿童早期发展支持 [M]. 南京：南京师范大学出版社，2015.

[17] 刘月华. 实用现代汉语语法（增订版）[M]. 上海：商务印书馆，2001.

[18] 牟志伟.言语治疗学 [M].上海：复旦大学出版社，2009.

[19] 邵敬敏.现代汉语通论 [M].上海：上海教育出版社，2001.

[20] 石锋.语音学探微 [M].北京：北京大学出版社，1990.

[21] 世界卫生组织（WHO）康复协作中心.言语特殊困难儿童沟通能力康复训练手册 [M].香港复康会，中山大学出版社本丛书项目组编译，广州：中山大学出版社，2015.

[22] 王初朋.应用心理语言学 [M].长沙：湖南教育出版社，1990.

[23] 韦小满.特殊儿童心理评估 [M].北京：华夏出版社，2006.

[24] 吴海生.实用语言治疗学 [M].北京：人民军医出版社，1995.

[25] 吴宗济，林茂灿.实验语音学概要 [M].上海：高等教育出版社，1989.

[26] 银春铭，于素红.儿童语言障碍及矫正 [M].北京：人民教育出版社，2001：68-69.

[27] 张明红.0—3 岁儿童语言发展与教育 [M].上海：华东师范大学出版社，2013：43-45.

[28] 周同春.汉语语音学 [M].北京：北京师范大学出版社，1990.

[29] 周兢.汉语儿童语言发展研究：国际儿童语料库研究方法的应用与发展 [M].北京：教育科学出版社，2009.

[30] 张文京.特殊儿童生活教育 [M].南京：南京师范大学出版社，2015.

[31] 黄昭鸣，杜晓新，孙喜斌，等."多重障碍，多重干预"综合康复体系 [J].中国听力语言康复科学杂志，2008（1）.

[32] 刘巧云，赵航，卢海丹，等.从《世界残疾报告》看国际特殊教育的现状与展望 [J].中国康复理论与实践，2013（10）:912-915.

[33] 肖川.现代化教育的特征与目标 [J].上海高教研究，1998（6）.

[34] 庾晓萌，邱卓英，李孝洁，等.基于世界卫生组织国际分类家族构建儿童交流障碍诊断与干预理论架构与方法 [J].中国康复理论与实践，2020，26（1）.

[35] 赵航，刘巧云，严舒，等.韵母对送气塞音"音位对识别"的影响及教育干预启示 [J].中国特殊教育，2013（2）：36-40.

[36] 张伟锋，杜晓新.特殊教育与医学的关联性考察及启示：基于西方历史进程 [J].外国中小学教育，2017（10）.

[37] 朱晓农.语言语音学和音法学：理论新框架 [J].语言研究，2011（1）：64-87.

二、英文文献

[1] Bailey B. J. Speech Science Primer: Physiology, Acoustics, and Perception of Speech [M]. Philadelphia: Williams & Wilkins, 1981.

[2] Balconi M.. Neuropsychology of communication [M]. Milan: Springer Milan, 2010.

[3] Brigitte S., Whitaker H. A. Handbook of the neuroscience of language [M]. Amsterdam: Elsevier, 2008.

[4] Bartak L., Rutter M., Cox A. A Comparative Study of Infantile Autism and Specific Development Receptive Language Disorder [J]. The British Journalof Psychiatry: the Journal of Mental Science, 1975, 126（126）.

[5] Duffy J.. Motor Speech Disorders: Clues to Neurologic Diagnosis [J]. Parkinson's Disease and Movement Disorders，2000，20（5）.

[6] Kahane. J C J W, Folkins J C K W. Atlas of Speechand Hearing Anatomy [J]. 1984.130（130）.

[7] Lord C. Commentary: Achievements and Future Directions for Intervention Research in Communication and Autism Spectrum Disorders [J]. J Autism Develop Disorder, 2000, 30（5）.

[8] Norbury C. F., Gooch D., Wray C., et al. The impact of nonverbal ability on prevalence and clinical presentation of language disorder: evidence from a population study [J]. Journal of Child Psychology & Psychiatry & Allied Diplines, 2016, 57（11）.

[9] Rauch A., Cieza A., Stucki G.. How to apply the International Classification of Functioning, Disability and Health（ICF）for rehabilitation management in clinical practice [J]. Eur J Phys Rehabil Med, 2008, 44（3）.

[10] Stoeckel R. E., Colligan R. C., Barbaresi W J , et al. Early speech-language impairment and risk for written language disorder: a population-based study [J]. Journal of Developmental & Behavioral Pediatrics, 2013, 34（1）: 38-44.

[11] Weindrich D., Jennen-Steinmetz C., Laucht M., et al. Epidemiology and prognosis of specific disorders of language and scholastic skills [J]. European Child & Adolescent Psychiatry, 2000, 9（3）.

[12] Zemlin W. R. Speech and Hearing Science Anatomy and Physiology [J]. Otology & Neurotology, 1982, 4（4）.